The Secret of Cataract

Takayuki Akahoshi

【最新版】

白内障のひみつ

眼科医

赤星隆幸

朝日出版社

はじめに

年をとれば、目が見えにくくなるのは当たり前……そんなふうに、あきらめていませんか？　もし、みなさんの目の見えにくさが、「白内障」が原因だとしたら、それは決して仕方のないことではありません。たった数分の手術で、若いころと同じような視力を取り戻すことも可能なのです。

私は今から26年ほど前、「フェイコ・プレチョップ」という独自の手術法を開発し、白内障の手術を安全、かつ短時間に行うことを可能にしました。日に60件以上の手術を行い（2015年には年間手術数1万398件。ギネスブックに世界記録を申請しました）、各国の学会から招聘《しょうへい》を受け、世界66ヵ国にその技術を伝えてきました。

白内障は、目のなかのレンズが濁って見えなくなる病気です。年をとれば誰にでも起こることですので、病気というよりは白髪と同じ。一種の老化現象といえます。白内障は目薬では治らず、視力を回復させる唯一の治療法は手術です。

視力がいくつになったら白内障の手術を受けるべきか、という質問をよく受けますが、必要な視力は人それぞれ違いますので、視力の数字で手術を決めることはできません。もし、少しでも日常生活に不自由を感じ、現在の状況に満足できなくなったら、ぜひ治療を考えてみてください。白内障が進行してしまうと、手術が困難になる場合もあるのです。

目がよく見えない状態では、気分が沈み、毎日の生活の楽しさも薄れてしまうでしょう。うつや痴呆症が進む原因にもなりえますし、視力が悪くて転倒し、寝たきりになる方もおられます。見えない状態で我慢して、良いことは何もありません。

目の手術というと、誰もが不安に感じることでしょう。ですが、今の手術法は目薬の麻酔で行い、一滴の出血もなく、まったく痛みはありません。手術にかかる時間は、たった3~4分ほど。手術直後からものが見えますので、眼帯をせず、ふつうに歩いて帰宅することができます。手術は日帰りが原則ですので、治療費も決して高額ではありません。

白内障手術によって、濁った水晶体がきれいになると、視界は明るく、色彩も豊かになります。同じ食べ物の味さえ美味しく変わったとおっしゃる方もいらっしゃいます。今まで視力が悪くて外出するのが億劫《おっくう》だった方も、新しいことにチャレンジする意欲がわき、パソコン教室に通いインターネットを始めたり、ダンスやボランティア活動を始めたりする方もいます。

『白内障のひみつ』(2011年)を刊行してから7年が経ちました。その間、とくに水晶体のかわりに目のなかに移植する眼内レンズの進歩はめざましく、現在では白内障手術によって、遠視や近視のみならず、乱視や老眼までをも治すことができるようになりました。

一方、新しい治療法と喧伝《けんでん》されるもののすべてが、良いものとは限りません。本書では、技術の進歩とともに、患者さんにとって本当に良い治療法とはなにかを率直にお話ししたいと思います。

白内障の手術は、一生に一度しかすることができません。他の施設で手術を受けられた方が、もう一度やり直してほしいと受診されることも多くありますが、残念ながら、再手術はできません。白内障に関する知識がなく、自分のライフスタイルに合った眼内レンズがどのようなものかわからないまま、手術を受ける患者さんもいらっしゃいますが、眼内レンズの交換は目の組織を傷めてしまい、お勧めできないのです。

白内障について十分に理解を深めたうえで、手術に臨んでいただくために、知ってほしいことをすべてお話しします。正しい知識をもとに適切な手術を受けられ、これからの人生を明るく豊かなものにしていただく、本書がそのガイドとなれば幸いです。

目次

chapter 3

chapter
4

手術することが決まったら……90

手術当日の流れ……96

もっと早くに手術していれば……111

chapter
5
眼内レンズには白内障を治す以外のメリットも。……125

chapter
6

chapter 1

60歳以上の、8割の人が白内障です。

こんなトラブル、起きていませんか？

なんとなく見えにくいと不自由さを感じながらも、そのまま我慢して過ごしてしまう――そんな患者さんとお会いすることは多く、もっと早く病院にいらしてくだされば と感じることがたびたびあります。

白内障は50歳以降から増え始め、60歳以上では8割の方が抱えている病気ですが、ほとんどが数年単位でゆっくり進行していくため、患者さん自身、症状が悪くなっていることに、なかなか気づかれないのです。

はじめに、病院を訪れた患者さんのケース・スタディをご紹介しますので、ご自身であてはまる症状がないかチェックしてみてください。

症状A

まぶしさを感じて見えない。

62歳・女性

明るいほうから誰かが歩いてきてすれちがったとき、その人が挨拶してくれたのだが、誰だかわからず挨拶しそびれ、後から「愛想《あいそ》が悪いわね」と言われてしまった。

チャイムが鳴ってドアを開けたとき、玄関先に立った人の顔がわからなかった。

目がおかしいのではないかと眼科で視力検査をしてもらったが、視力は1・0もある。

ひみつ 1

数年単位でゆっくり進行……悪化に気づきにくい。

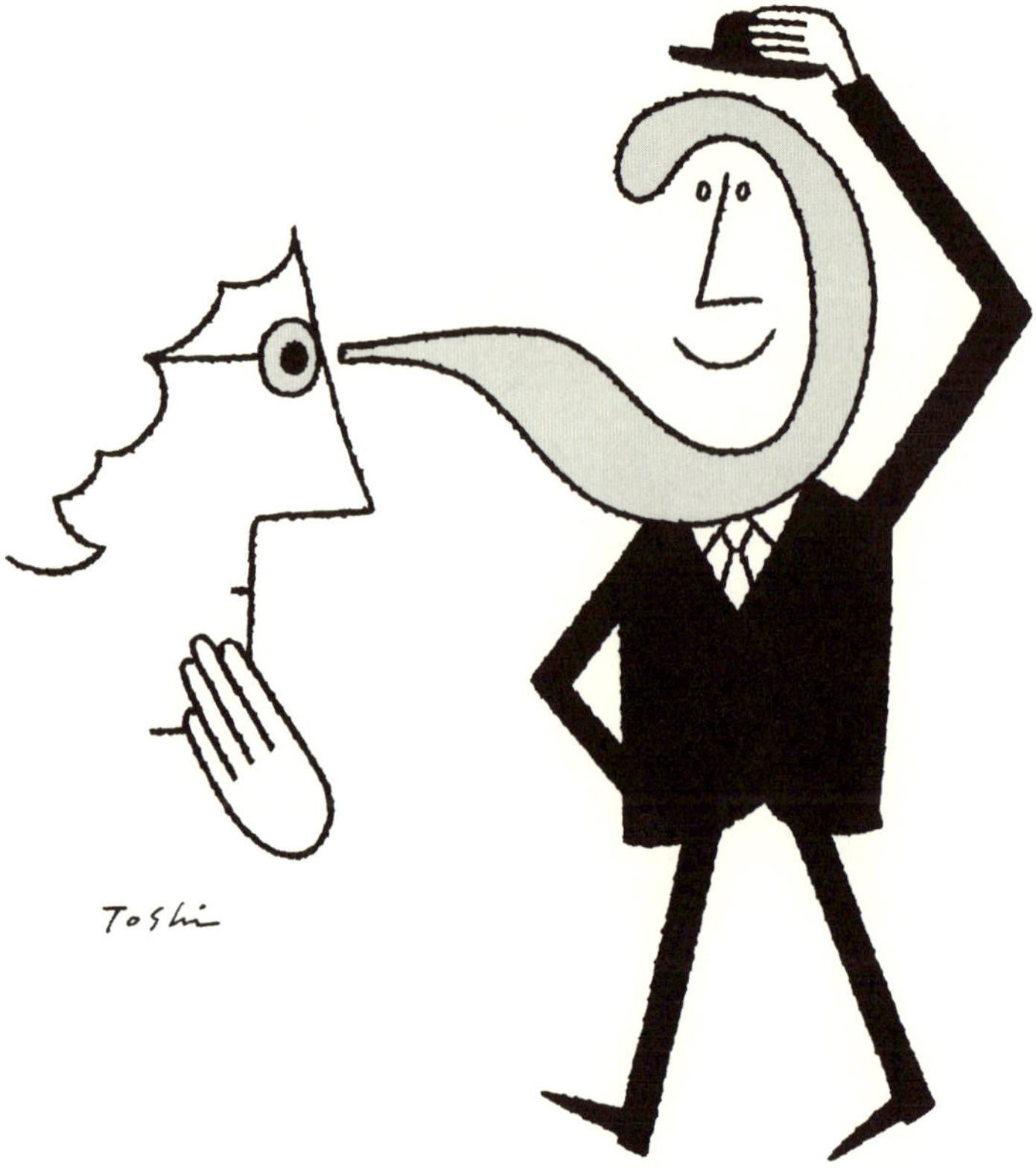
TOShi

ひみつ 2

視力はあるがまぶしくて見えにくい。

他にも、ゴルフしている際、自分の打ったゴルフボールが明るいほうに飛んでいくと見えなくなってしまうという方や、車の運転中、対向車のライトがまぶしくて夜間の運転がつらいとか、天気の悪い日は昼間でも歩行者がよく見えない、などとおっしゃるタクシーの運転手さんも、よく病院にいらっしゃいます。

明るい背景でものを見たときや、斜めから光が入ったときに非常にまぶしくて、見えにくくなる症状を「グレア難視《なんし》」と呼びます。「皮質白内障《ひしつはくないしょう》」というタイプの白内障で、よく起こる症状です（→41ページ）。

日常生活での見づらさは、視力検査だけでは判定できないのです。

症状B

月が2つ、3つに見える。パソコン画面が見えにくい。

67歳・女性

お月さまを見ると2つ、3つにダブって見える。乱視だろうとメガネを作り替えたが、メガネを替えても解消されない。

58歳・男性

パソコンの画面を見ているとき、数字の6と8、8と9との区別がつきにくい。また、会議のとき、プレゼンしているときのプロジェクターがまぶしく、文字がダブって見える。

ものがダブって見える症状は、よく乱視だと思われますが、そういう見え方をしている症状の多くが、実は白内障なのです。メガネをかけて矯正《きょうせい》しても治らないときはご注意ください。

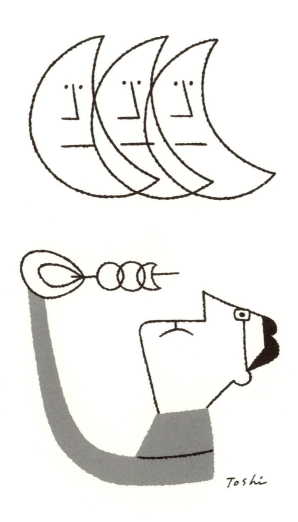

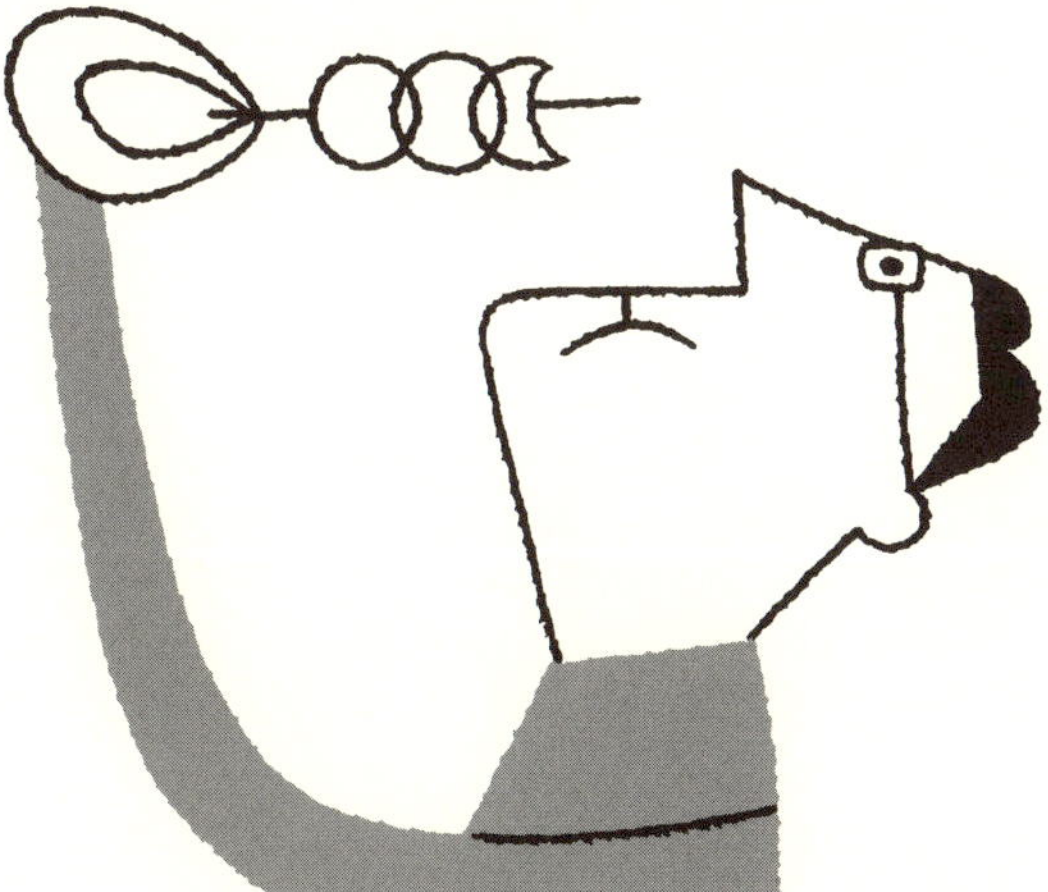
Toshi

症状C

視力低下
メガネを替えても見えるようにならない。

55歳・男性

もともと近視で、中学生のころからメガネをかけていた。メガネの度数はずっと変わらなかったのだが、50歳を過ぎたころから視力が落ち始めてきた。

行きつけのメガネ屋さんに行くたびにメガネの度数が上がり、4、5年が経過した今では、牛乳瓶の底のような厚いメガネに。しかも最近は、度数を上げても視力が出なくなってしまった。

以前までは、メガネを外して位置を調整すれば新聞や本が読めたのに、今や目のすぐそばまで寄せないと見えないほど近視が進んでしまった。

眼科で診てもらっても、「矯正視力はちゃんと出るので、メガネをかければいいですよ。白内障はありません」と言われた。

ひみつ 3

眼科に行っても見逃されるケースもある。

「視力が落ちたらメガネ屋さん」というのがひとつの方程式になっているかもしれませんが、メガネを替えれば必ず視力が上がるわけではありません。これは典型的な「核白内障《かくはくないしょう》」の症状です。（↓44ページ）

最近は良心的なメガネ屋さんが増えてきて、これ以上度数を上げても視力が出ないから、眼科に行って診てもらいなさいと、病院受診を勧めてくれることも多くなりました。

ただ、核白内障は診断がつきにくいタイプの白内障ですので、眼科に行っても見逃されるケースもあります。

症状D

だんだん見えるようになっていたのに

75歳・女性

若いときは視力が良く、裸眼《らがん》で1・5まで見えていたのが自慢だった。ところが40代半ばぐらいから老眼になり、老眼鏡をかけて近くのものを見るようになった。

数年後、今度は近くだけではなく、遠くのほうも見えにくくなってしまったのでメガネをつくった。メガネがないと近くも遠くも見えなくなったので、常にメガネを手放せなくなった。

そういう状態で何年か過ごし、70代に入ったころから、メガネがなくても遠くのほうが見えるようになってきた。ここ数年は、なんと老眼も治ってきて、手元のほうもよく見えるようになった。

こんなこともあるのかと喜んでいたのに、眼科の検診で「白内障がある。早く手術を受けたほうがいい」と医師に言われた。

そういえば、自分は黒だと思って着ていた洋服が紺だと言われ……て、色の見え方がおかしいと指摘されたこともある。……

よく見えるようになってきているのに手術を受けなければいけないなんて、不満に感じますよね。これは、もともと遠視だった方に「核白内障」というタイプの白内障が発症したケースです。核白内障は目のレンズが、光を強く屈折するようになるので、遠視の凸レンズのメガネをかけるのと同じ効果が出るのです。

一般的には白内障は、視力に不自由が生じてから治療を行えばいい病気ですが、なかには、目が見えていても早めに手術しなければいけないこともあります。核白内障は、その代表例です。

このタイプの白内障では、絶えず茶色いサングラスを通してものを見

ひみつ 4

黒だと思って着ていた洋服が紺だった。

ているような状態になり、紺が黒に見えたり、ダークグレーと黒のコントラストがわからなくなるなど、色の判断がつきにくくなります。（↓44ページ）

症状E

白内障の目薬をさしつづけているのに

73歳・男性

眼科で白内障の目薬を処方され、ずっと点眼薬をさしつづけているのに、一向に症状が良くならない。

白内障と診断され、目薬を処方されている方は多くいらっしゃいます。ですが、白内障の目薬は、あくまで進行予防の薬であって、いったん白内障になってしまった目を改善する効果はまったくありません。

点眼薬による治療には限界があり、根本的に白内障を治すには手術以外に方法はないのです。

症状F

急激に視力が落ちる。20代でも白内障？

20歳・女性

アトピー性皮膚炎で、いつもかゆみに悩まされている。目を強くこすると瞼《まぶた》から出血してしまうので、顔を手のひらで叩いて、

ひみつ 5

白内障は目薬では治らない。

かゆみを抑えていた。
ここ数ヵ月の間、光をまぶしく感じ始めていたのだが、ある日、右目がまったく見えないことに気がついた。鏡をのぞいてみると、瞳の真ん中が真っ白になっている……。

60歳・女性

長年リウマチをわずらっていて、いろんな薬を試したが良くならず、副腎皮質《ふくじんひしつ》ステロイドホルモン薬を服用している。
最近、霧のなかにいるような見え方になり、急に視力が落ちてきてしまった。メガネを替えても改善されないし、ここ数ヵ月の間にどんどん見えなくなり、片方の目は、目の前の指の数さえわからなくなってしまった。

通常、白内障はゆっくり進行する病気ですが、なかには急激に進行するタイプのものもあります。副腎皮質ステロイドを服用している方、糖尿病、そしてアトピー性皮膚炎の患者さんで起こることが多い「後嚢下《こうのうか》白内障《はくないしょう》」です（↓46ページ）。
アトピー性皮膚炎の方の場合、20歳前後の若い年齢でも白内障になることがあり、しかも進行が早いので注意が必要です。

症状G

几帳面だった母親が

92歳・女性

両親の家を久しぶりに訪ねたところ、どうも様子がおかしい。

ひみつ 6

20歳でも白内障になる。

あんなにきれい好きで几帳面《きちょうめん》だったのに、部屋のなかはホコリだらけ。左右の色が違う靴下をはいていたりする。

もしかして目がおかしいのではないかと眼科に連れていったところ、視力が0・1と手動弁《しゅどうべん》（目の前で手のひらの動きがわかるくらいの視力）しかなく、白内障が進行していた。

近所の病院では、「高齢ということもあり、このまま様子を見るしかない」と言われてしまった……。


私が手術したなかで、一番ご高齢の方は103歳の患者さんです。80歳、90歳などのお年になりますと、周囲の方も、ご本人も、わざわざ手術で痛い思いをしなくてもいいだろうと思われるようです。

しかし最近では平均寿命も延びて、みなさん長生きされますので、結果的に、こうした不自由な状態で何年も過ごすことになってしまいます。

そうすると白内障は悪化する一方で、最後には人の輪郭《りんかく》すらわからなくなるまで進行してしまいます。

また、目からの情報が遮断《しゃだん》されることでうつ病になったり、認知症が

ひみつ 7

100歳を超えても手術は受けられる。

進行することもあります。目が見えないことによって、段差を踏み外して大ケガをされるなど、生活するうえでのリスクも高くなるのです。

まわりでお世話する方も大変になり、いよいよどうにかしなければということで、遠方から来院される患者さんもおられます。

ご高齢になりますと、やはり手術のリスクも高くなります。なぜそんな遠方から遙々《はるばる》来られたのですか?、とお伺いすると、地元の病院では、高齢でリスクが高いので手術できないと断られたとのこと。白内障は早期に手術をすれば簡単に済みますが、進行してしまうと、手術は大変になり、合併症をきたす頻度も高くなります。そこに全身的な問題が絡《から》むと、手術を引き受けてくれる病院は限られてしまうのです。

そういったケースこそ、しっかり全身管理ができる病院で、目にできるだけ負担のかからない方法を用いて手術することが大切です。ご高齢の患者さんも、手術されて、また家のお掃除を始めるようになったり、新しい趣味を見つけて人生が楽しくなったとおっしゃいます。

さて、ここまでいくつかの症状を見てきましたが、もし心当たりがあれば、白内障である可能性が高いと言えます。見え方に少しでも不自由を感じられるときは、我慢せず、ぜひ一度眼科を受診してみてください。また、なかには自覚症状はないけれど、早めに手術しなければいけない白内障もあります。白内障は、「いつでも手術できる病気」だと思われていますが、手術の時期を逸《いっ》すると深刻な合併症を引き起こすこともあります。

白内障は病気というよりは、目に起こる老化現象のひとつです。年をとって白髪になるのと同じように誰にでも起こるものです。手遅れにならないよう、40歳を過ぎたら、年に一度は眼科の検診を受け、必要があれば早期に治療を受けることをお勧めします。

chapter 2

白内障はその種類によって、症状が異なります。

【カメラの仕組み】

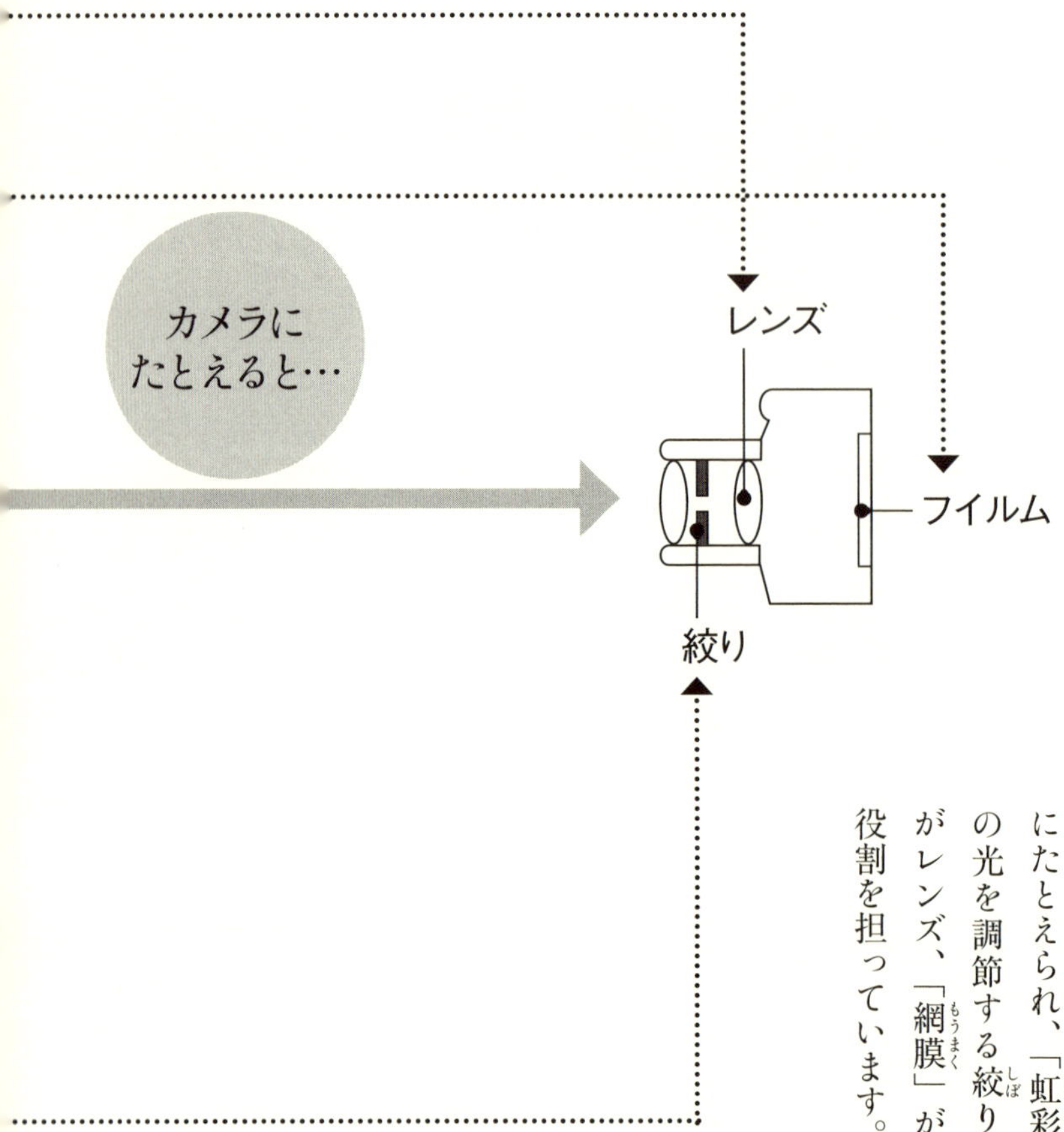

人間の目は、直径が平均2センチほどのまんまるのかたちをしています。眼球は、よくカメラにたとえられ、「虹彩《こうさい》」がカメラの光を調節する絞《しぼ》り、「水晶体《すいしょうたい》」がレンズ、「網膜《もうまく》」がフイルムの役割を担っています。

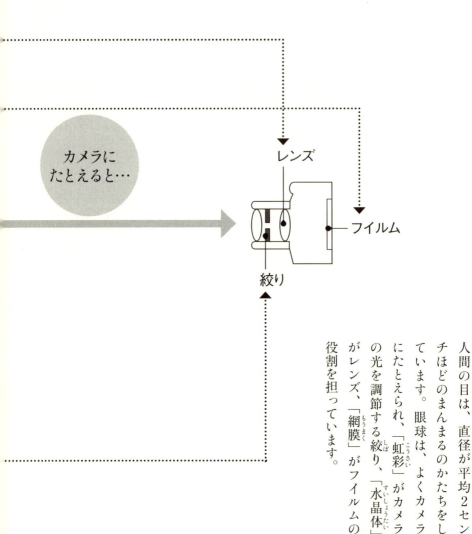

【目の仕組み】

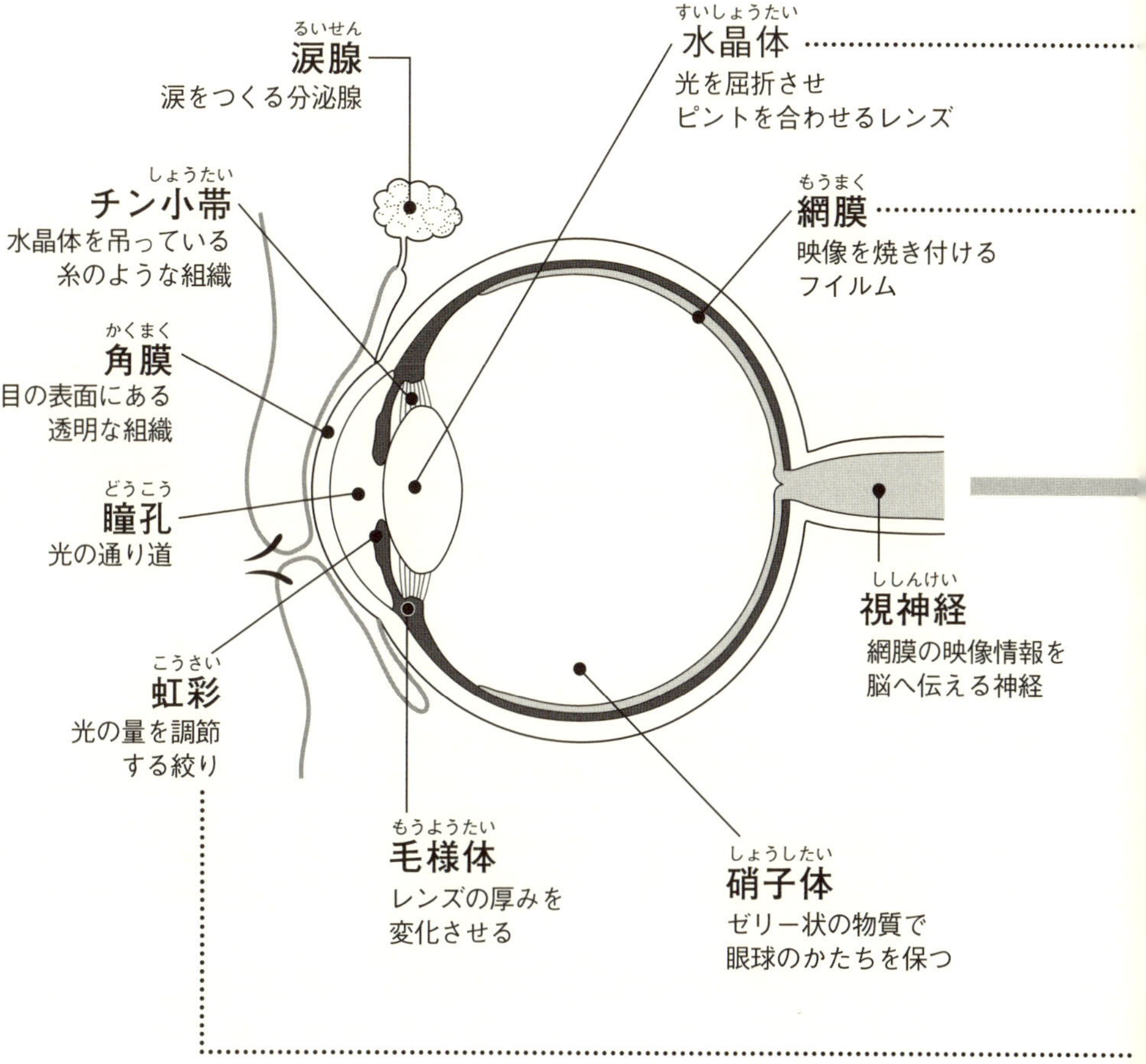

涙腺《るいせん》
涙をつくる分泌腺
水晶体《すいしょうたい》
光を屈折させ
ピントを合わせるレンズ
チン小帯《しょうたい》
水晶体を吊っている
糸のような組織
網膜《もうまく》
映像を焼き付ける
フイルム
角膜《かくまく》
目の表面にある
透明な組織
瞳孔《どうこう》
光の通り道
視神経《ししんけい》
網膜の映像情報を
脳へ伝える神経
虹彩《こうさい》
光の量を調節
する絞り
毛様体《もうようたい》
レンズの厚みを
変化させる
硝子体《しょうしたい》
ゼリー状の物質で
眼球のかたちを保つ

目の仕組み

視覚は五感において最も大きな部分を占めるもので、人間が外界から得ている情報の80パーセント以上は視覚情報であるといわれます。

眼球は、よくカメラにたとえられるのですが、私たちがものを見るとき、どのような仕組みで見ているのか、簡単にお話ししましょう。

ひみつ 8

虹彩《こうさい》は明るさによって瞳の大きさを変える。

角膜《かくまく》

【いちばん表面にある透明な組織】

外から入ってきた光は、黒目のいちばん表面にある、角膜という透明な組織にあたり、ここで屈折します。

虹彩《こうさい》

【光の量を調整するカメラの絞り】

虹彩はカメラの絞《しぼ》りにあたる組織です。虹彩には、瞳（中央の光が通る部分）を縮めようとする働きと、広げようとする働きがあり、それによって瞳の大きさが変わります。明るい光が入ると小さく、逆に暗くなると大きくなり、眼内に入る光の量を調整しています。通常の瞳の大きさは2～3ミリくらいです。

水晶体《すいしょうたい》

【光を屈折させ、ピントを合わせるレンズ】

虹彩を通った光は、その奥にある水晶体でもう一度屈折《くっせつ》し、眼底《がんてい》にある網膜《もうまく》に像を結びます。

水晶体はカメラのレンズにあたります。直径9ミリぐらいのもので、白内障は、この水晶体が濁ってくる病気です。

水晶体は、チン小帯《しょうたい》、あるいは毛様小帯《もうようしょうたい》という、非常に細いクモの巣のような組織によって360度吊《つ》られて、毛様体《もうようたい》に固定されています。毛様体の筋肉を使ってレンズの厚みを変化させ、近くを見るときは厚く、遠くを見るときは薄くなってピントを合わせています。

ひみつ 9

水晶体はカメラのレンズ。網膜はフィルム。

網膜《もうまく》【フィルム】

眼底にある網膜は、フィルムにあたる大切な部分です。網膜の端のほうが白黒フィルム、真ん中がカラーフィルムです。

水晶体と網膜の間は、透明なゼリー状の硝子体《しょうしたい》で満たされていて、これが眼球のかたちを保っています。

網膜に届いた光は、網膜の神経が束《たば》となった視神経を通り、脳にたどりつくのです。

白内障はなぜ起こる?

古くなった機械が故障するように、水晶体が寿命に

どんなに優秀な機械でも古くなると故障するように、50代を超えたころから、目もだんだん不調をきたすようになります。

機械が故障するときは、機械全体がいっぺんに壊れるのではなく、ある部分がおかしくなりますね。目の場合も同じで、古くなると不都合を起こす部品が出てくるのです。眼球の場合、比較的早いうちに寿命が訪れるのは、カメラのレンズにあたる水晶体です。

本来は水晶のように透明であるはずの水晶体ですが、年齢を重ねることで濁りが生じてきます。それによって、きれいに光を通さなくなった状態を白内障というのです。

水晶体は、直径約9ミリ、厚さ約4ミリ程度の透明なレンズで、嚢《のう》というセロファンのように薄い透明な膜につつまれています。

嚢のなかには透明なタンパク質がつまっています。若いころの水晶体は弾力性があり、自由自在に厚さを変えてピントを合わせられますが、年齢を重ねることによって、中央部分から次第に硬くなり、濁りが出てくるのです。

水晶体の中央の硬い部分を「核《かく》」、周囲のやわらかい部分を「皮質《ひしつ》」といい、核は年とともに次第に大きく、硬くなっていきます。

水晶体に濁りが出てくると、光を

【水晶体の構造】

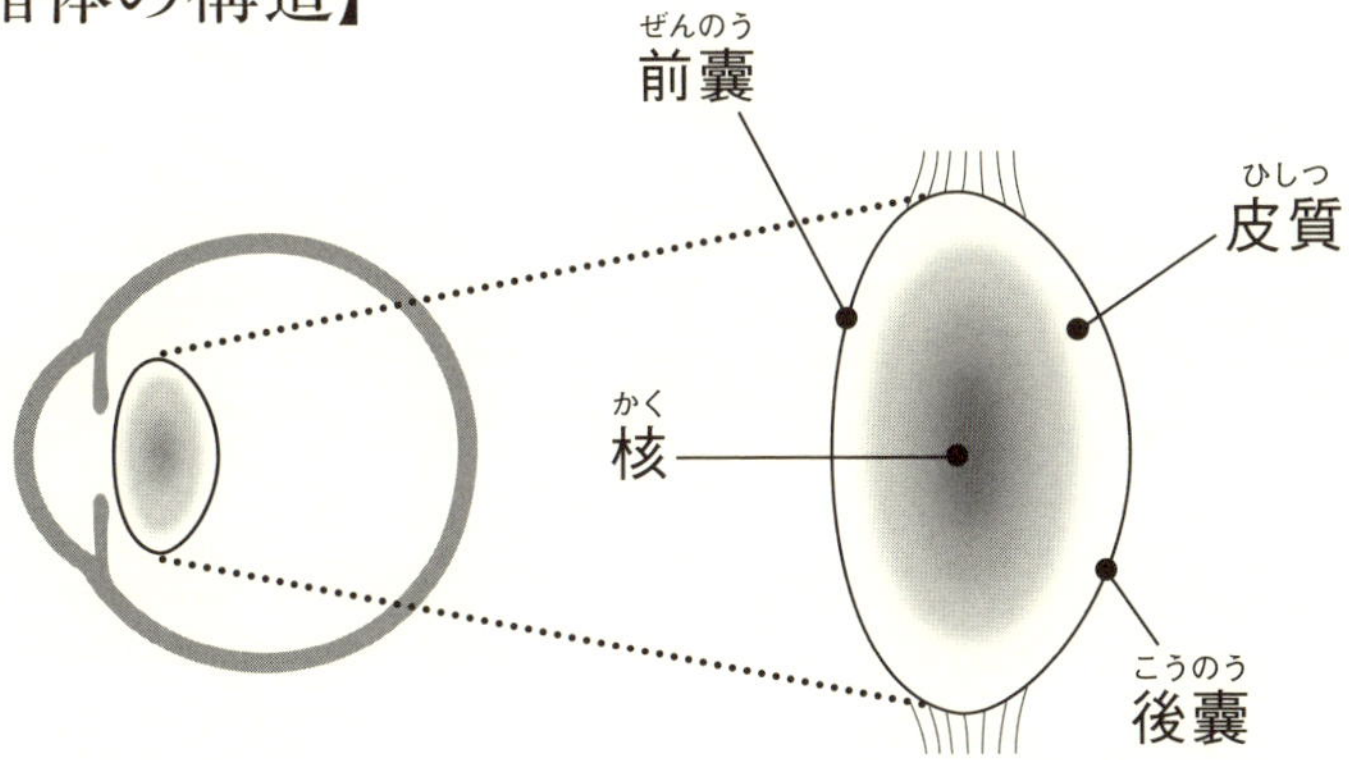

通しにくくなったり、光が散乱し、フィルムである網膜に、きれいな像を結べなくなります。その結果、まぶしさを感じたり、見えにくくなるという症状があらわれるのです。

水晶体の濁りは、40代で20パーセント、50代で50パーセント、60代で80パーセントの人々に生じていいます。

【レンズが濁ると】

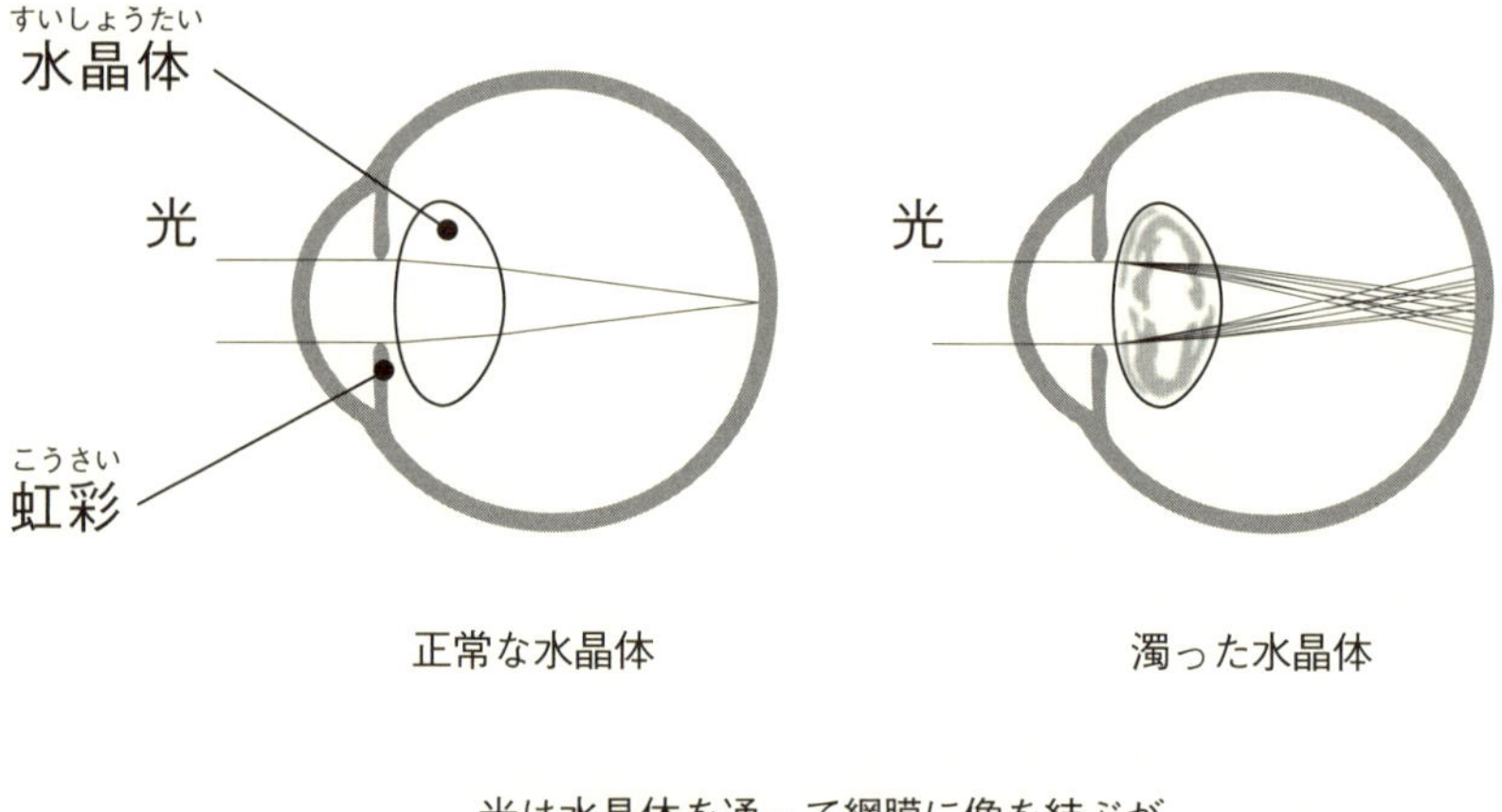

光は水晶体を通って網膜に像を結ぶが、
水晶体が濁ると散乱してしまう。

いろいろな白内障

症状の出にくい「皮質白内障《ひしつはくないしょう》」

60歳以上の8割以上の方は、何らかの白内障を持っています。ですが、白内障があっても、視力はちゃんとあり、日常生活においてまったく文障のない人も多くいらっしゃいます。

白内障があることと、症状が出ることとは別問題ですし、白内障があるからといって、すぐに手術が必要だということではないのです。

「皮質白内障」は、水晶体のまわりの部分の皮質から濁りが生じる白内

ひみつ 10

白内障があることと症状が出ることは別問題。

障です。この白内障では、濁りが瞳の真ん中まで到達しなければ、まったく症状は起こりません。

なぜかというと、水晶体は、まるまる全体を使ってものを見ているわけではないからです。水晶体の前方には、カメラの絞りである虹彩《こうさい》があり、目に入ってくる光は、虹彩によって絞られるとお話ししました。明るい場所では、瞳の大きさは2ミリ、暗いところで5ミリ程度なので、実際に光が通過するのは、水晶体の中央部分だけなのです。

皮質白内障は、水晶体の周辺から中央に向かって進行するので、瞳孔の中心にかかってくるまでは、見え

【皮質《ひしつ》白内障】

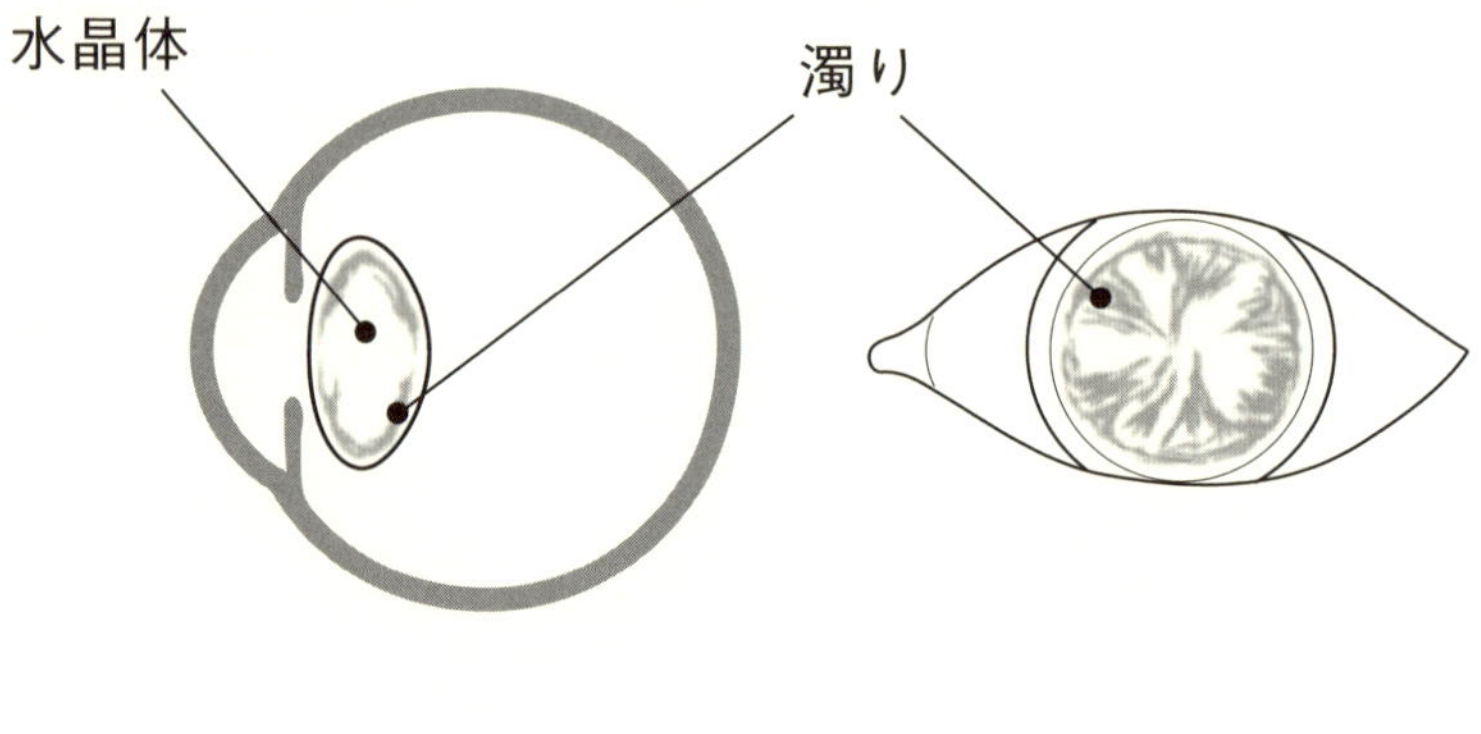

水晶体のまわりの部分から白く濁ってくる。

方に影響はありません。なお、濁りが瞳の真ん中に到達するまでは、何年もかかりますが、いったん瞳の真ん中に届いてしまうと、そこから先の症状の進行は早くなります。

濁りが瞳の中央にかかると、そこで光が乱反射を起こして症状が出るようになり、さらに進行すると瞳全体が濁ってしまい、視力は急速に低下していきます。

診断がつきにくい「核《かく》白《はく》内《ない》障《しょう》」

白内障のなかで、診断がつきにくいのは「核白内障」です。これは、

ひみつ 11

濁りが瞳の中心にかかると一気に見えにくくなる。

水晶体の真ん中の核の部分からだんだん硬くなり、茶色く濁ってくるタイプの白内障です。

　皮質白内障であれば、くさび形の白い混濁が水晶体に生じるので、誰が見ても濁りがあることはわかります。しかし、核白内障は、水晶体の中央から均一な濁りが生じるので、よほど注意しないと、見逃されてしまうのです。

　核白内障では、水晶体が硬くなるため、レンズの屈折率が高くなります。そのため、メガネ屋さんに行くたびにメガネの度数が上がり、分厚いメガネをかけるようになるのですね。そして、水晶体の濁りがひどく

【核《かく》白内障】

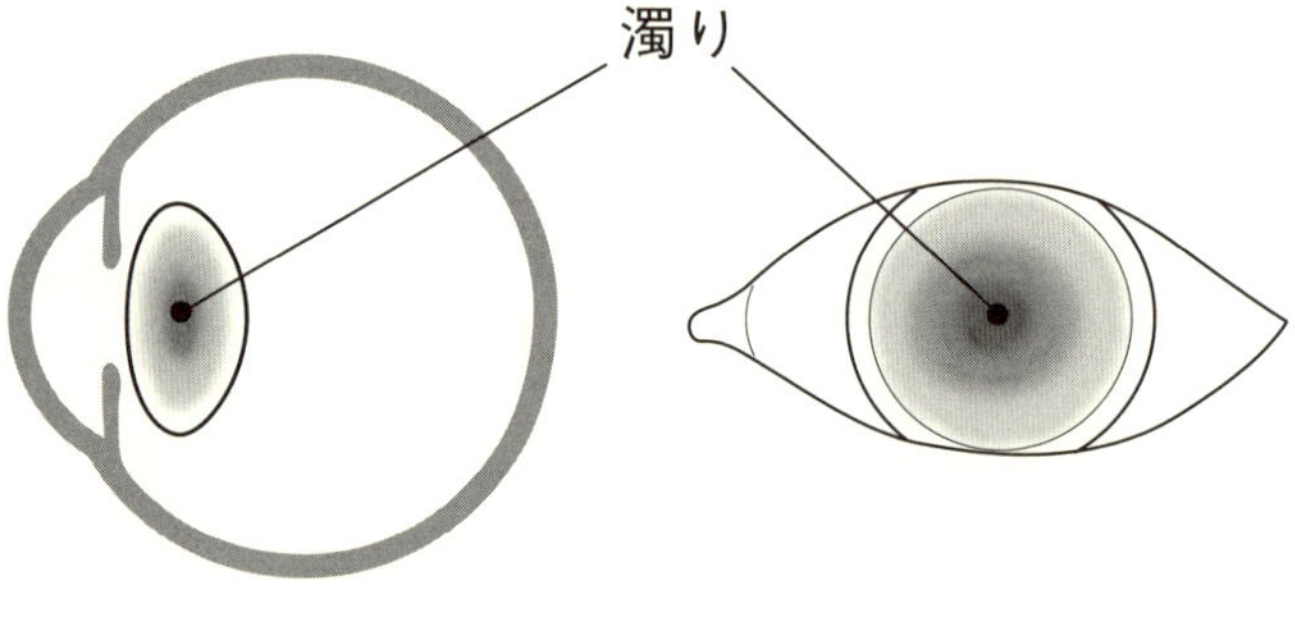

中心部の核が硬くなり、茶色く濁る。

ひみつ 12

核白内障は、近視の度数がどんどん進む。

なるにつれて、メガネの度数を上げても視力が出なくなってしまいます。

また、核白内障では、水晶体が硬くなっていくのと同時に、色がついていきます。透明なレンズ（水晶体）が黄色っぽくなり、徐々に茶色、こげ茶色へと変わっていきます。

そのため、絶えずサングラスを通してものを見ている状態になり、色の判断がつかなくなるのです。自分は黒だと思っていた洋服が紺だと言われたとか、色の見え方がおかしくなっていきます。画家のモネが白内障で、晩年の作品の色使いが変わっていったことは有名です。

核白内障が進行して、水晶体がガチガチに硬くなってしまうと、手術の際に様々な支障が生じます。白内障の手術は、水晶体の核を砕いて除去します。その際、水晶体をつつんでいる薄い膜（嚢《のう》）が破れてしまい、砕いた水晶体の核が目の奥に落っこちてしまうというような大変な合併症を起こしやすくなるのです。

核白内障は、放っておくとやっかいなことになりかねません。診断がついたら、早いうちに対処したほうがいい白内障です。

急速に視力低下する「後《こう》嚢《のう》下《か》白内障」

「後嚢下白内障」は、ごく初期のうちから症状があらわれる、進行の早い白内障です。

水晶体の、ちょうど光の通り道で

【後嚢下白内障《こうのうか》】

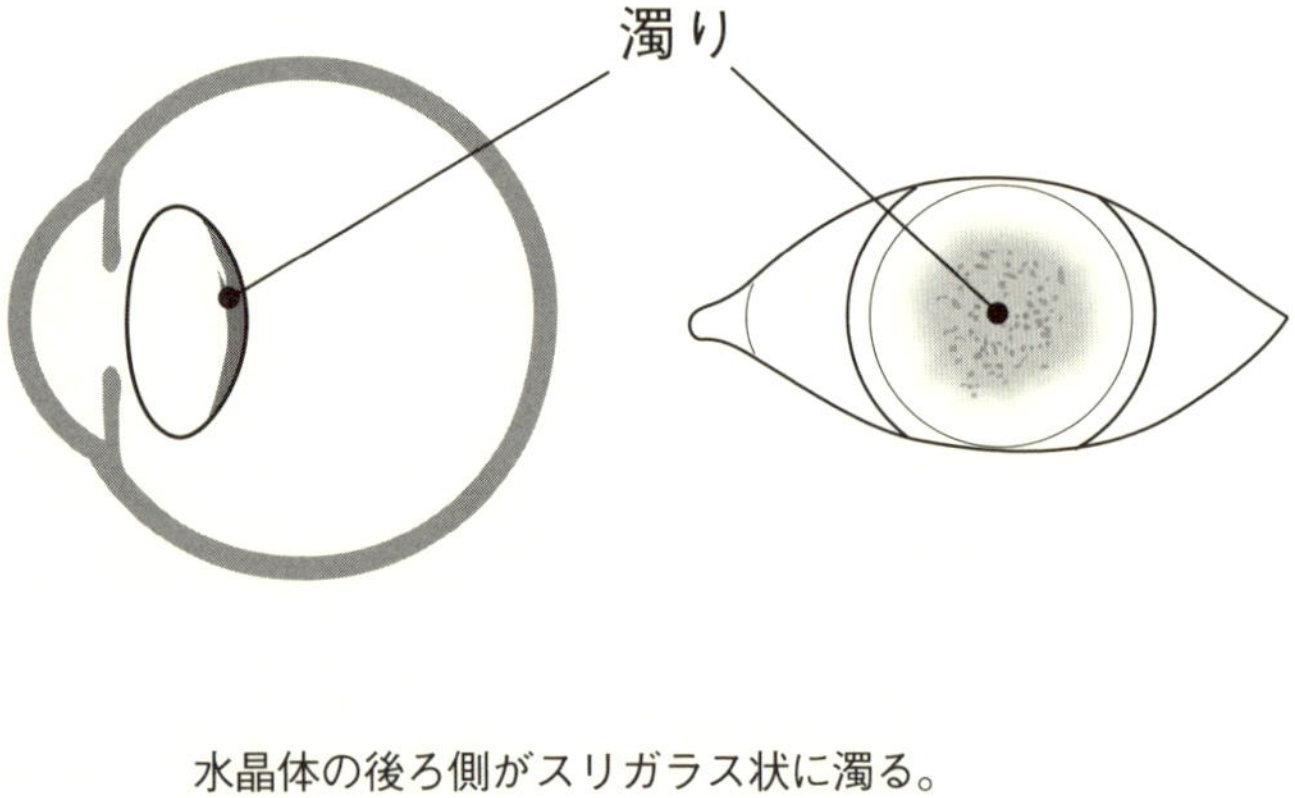

水晶体の後ろ側がスリガラス状に濁る。

ある中央部にスリガラス状の濁りが生じるので、初期のころからまぶしさを感じたり、視力の低下が起こります。

リウマチ、膠原病《こうげんびょう》、ぜんそくなどで副腎皮質《ふくじんひしつ》ステロイドホルモンを長期間服用している方、また糖尿病、アトピーの方などによく見られます。

白内障というと、一般的には高齢者の疾患といえますが、アトピー性の白内障は10代後半から20代ぐらいの方に生じることもあります。

ひみつ 13

みるみる見えなくなる前嚢《ぜんのう》・後嚢下《こうのうか》白内障。

最近増えてきた「若年型白内障」

「後嚢下《こうのうか》白内障」が嚢《のう》の後ろの部分に濁りが出るのに対し、嚢の前の部分、すなわち「前嚢《ぜんのう》」の真ん中に濁りができる「前嚢下白内障《ぜんのうか》」が30～40歳代の若い人たちに増えていきます。

「後嚢下白内障」と同様、光の通り道に濁りが出るので、視力は急速に低下します。

明るいところで瞳が小さくなると、ちょうど白内障の濁りにかかって、視界は真っ白になり、見えなくなります。濁りが小さいときには、昼間より瞳が大きくなる夜の方が見やすいという現象も起こります。

【前嚢下白内障《ぜんのうか》(若年型白内障)】

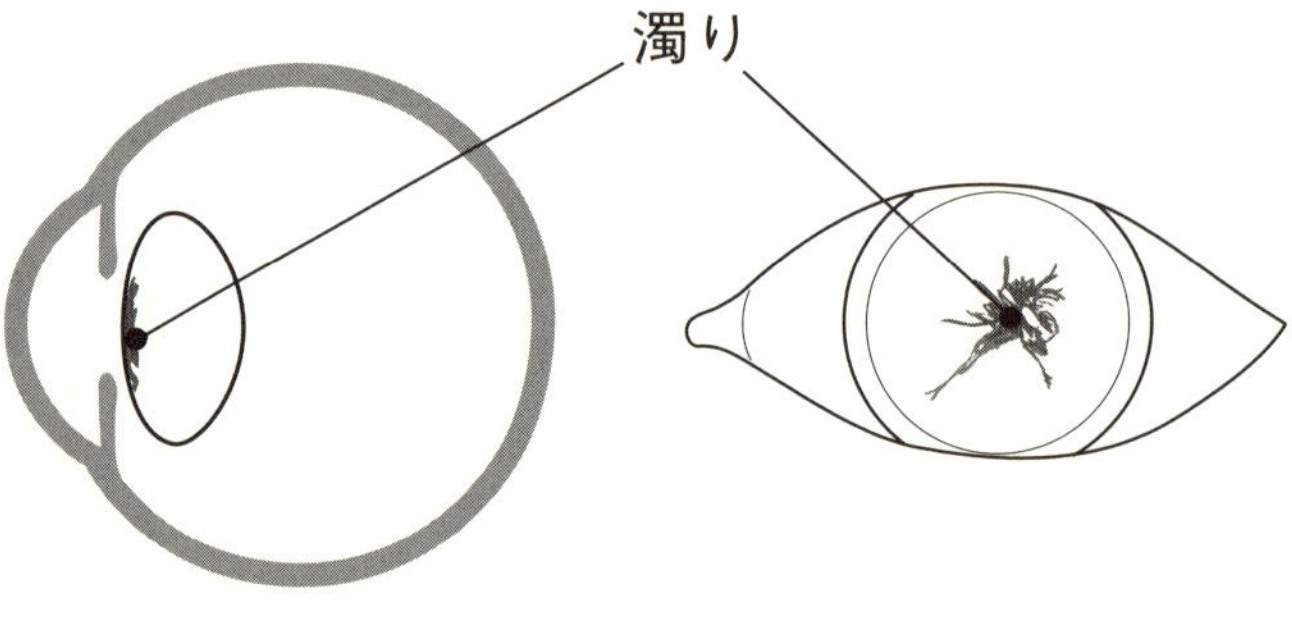

水晶体の前側に限局性（狭い範囲）の濁りが生じる。

他の病気などで起こる白内障

白内障は、加齢だけでなく、他の病気によって引き起こされることもあります。別の病気を持たれていることで、症状が異なったり、治療する際に気をつけなければいけないことも出てきます。

糖尿病

糖尿病は、血液に含まれる糖の濃度が高くなることで、神経、腎臓《じんぞう》、目など、全身に合併症を引き起こす病気です。血液の粘性が高くなり、

ひみつ 14

糖尿病の人は白内障の進行が早い。

流れが悪くなることで、毛細血管がつまってしまいます。

そうすると、目のなかでダメージを受けるのは、無数の毛細血管が集まっている網膜《もうまく》（目のフイルム）です。血液が流れなくなることで、網膜の組織は酸素不足の状態になり、腫《は》れてしまって機能を落としたり、出血を起こしたりします（糖尿病網膜症）。

網膜症がある場合は、白内障の手術の前に、そちらの治療を先に行い、眼底の状態を整えておきます。無理に白内障の手術をして、炎症が眼底に及んでしまうと、かえって手術の前より視力を落としてしまうこともあるからです（ただ、水晶体の濁りで眼底が見えず、網膜症の治療ができないときは、先に白内障の手術を行います）。

また、糖尿病がある方は、他の同年代の人にくらべて白内障の進行が早くなります。ソルビトールという特殊な糖が水晶体のなかに蓄積し、浸透圧が変わることで、白内障が進行するといわれているのです。

白内障になってしまったときは、内科医と連絡をとりながら、全身のコントロールをしっかり行いつつ、治療をしていきます。十分に血糖が落ち着くまでは治療を待っていただくこともあります。

ひみつ
15

水晶体は取り替えられるが網膜は取り替えられない。

アトピー性白内障

アトピーによって起こる後嚢下《こうのうか》白内障は、進行が非常に早いことが特徴です。加齢による白内障は数年単位で進行しますが、アトピー性のものは数ヵ月で一気に悪くなり、しかも水晶体のまわりの部分の皮質《ひしつ》が溶けて、真っ白になるまで進行してしまうのです。

アトピー性皮膚炎の人は、白内障だけでなく、網膜剥離《もうまくはくり》を合併することもあります。白内障であれば、水晶体のレンズを入れ替えれば視力を回復させられますが、網膜は水晶体のように取り替えがききません。手術が遅れると、網膜は変性して、元通りの視力を取り戻せなくなります。網膜剥離を放置すれば、確実に失明してしまいます。

アトピーによる白内障は、進行してしまう前に急いで治療し、眼底に問題がある場合は、そちらも治療をしなければいけません。

また、瞼《まぶた》の皮膚炎がひどくなると、かゆくてこすったり、叩いたりする方がおられます。そうすることで水晶体を目のなかで吊っているチン小帯《しょうたい》が切れ、水晶体が脱臼《だっきゅう》してしまうことも起こります。チン小帯の傷みは、白内障手術後にも問題となりますので注意が必要です。

放射線障害による白内障

2011年の東京電力福島第一原子力発電所の事故以来、放射線の健康障害について関心が高まっていますが、目に関していえば、白内障が問題となります。

多量の放射線を短時間に浴びた場合、数ヵ月という短期間で水晶体は真っ白に濁り、視力を失います。一方、微量の放射線に長期間にわたり被曝《ひばく》した場合には、46ページでお話しした、「後嚢下白内障《こうのうか》」が少しずつ進行するのです。

実際、がんに対する放射線治療や、白血病に対する骨髄移植の際、多量の放射線照射を受けた患者さんには放射線白内障が起こります。通常は眼球に直接放射線が当たらないようにして白内障を予防しますが、病巣が目のすぐ近くの副鼻腔《ふくびくう》にあった場合など、どうしても眼球の被曝が避けられないケースもあります。

直接眼球に照射を受けた場合は数ヵ月で真っ白に濁り、視力をほぼ失ってしまいますが、少量の線量で長期間治療を受けた場合は、後嚢下白内障がゆっくり進行していきます。

治療は通常と同じように行いますが、放射線によって角膜の幹細胞《かんさいぼう》が障害されていると、手術の後、角膜の表面を覆う上皮細胞《じょうひさいぼう》の修復が遅れ、

ひみつ
16

こすったり叩いたりすると、チン小体が傷んでしまう。

ゴロゴロしたり、視力が完全に回復するまでに多少時間がかかる方もいますが、白内障は手術によってちゃんと治りますので心配はいりません。

chapter 3

「年だから仕方ない……」そう思っていませんか？

不自由を感じたら、そのときに治療を

いつ白内障の治療をすればいいか、迷われたり、なんとなく後延ばしにする方は多くいらっしゃいます。白内障は適切な時期に治療を行えば、その後の人生を、それだけ良い状態の目で過ごすことができます。

目の見え方に満足できなくなったら、何歳であっても、いつでも病院を訪ねてみてください。

初めて病院に来られたときの検査の流れ、手術を受けるタイミング、そして手術費用のことなどをお話しします。

ひみつ 17

ずっと昔に目をぶつけたことはないか？

病院で医師に伝えること

みなさんが病院に行ったら、まずはじめに問診票を書きます。項目としては、現在の目の症状、これまでの目の病気、糖尿病、高血圧などの全身の病気、現在飲んでいるお薬、家族で目の病気を持っている方がいらっしゃるかどうかなどです。

また、目とは関係ないと思われるかもしれませんが、前立腺肥大《ぜんりつせんひだい》で長い間お小水《しょうすい》が出るようになるお薬を飲んでいる方は、必ず教えてください。お薬によって、手術中にトラブルが起こるケースもあるのです（くわしくは115ページをご覧ください）。

そして、ずっと昔のことであっても、目を強くぶつけたことがあったら、必ず医師に伝えてください。何十年前に起きたことでも、目に強い衝撃を受けると、水晶体を支えている「チン小帯《しょうたい》」という組織が弱っている可能性があります。また、花粉症で目をこすることもチン小体を弱めます。それが白内障手術の際に支障となるのです。

また、チン小帯はレンズを支える大切な役割を果たしているものなので、手術で水晶体のかわりに移植する「眼内レンズ」というものを、手術後に目のなかでしっかり固定できるかどうかも問題になってきます。

学生時代に柔道をやっていて目を痛めたとか、野球をやっていてボールを目にぶつけていないかなど、できるだけ思い出してみてください。

医師の診察では、いつ頃から、どこがどのように見づらいのか、くわしくお話ししてください。

また、過去にレーシック手術を受けた方は、必ずお知らせください。レーシックの創痕《きずあと》は、ちょっと見ただけではわからないので、教えていただかないと、医師も見落としてしまいます。１５８ページでくわしくお話ししますが、レーシックでどのくらい角膜を削ったかというデータは、白内障手術で、水晶体のかわりに移植する「眼内レンズ」の度数を

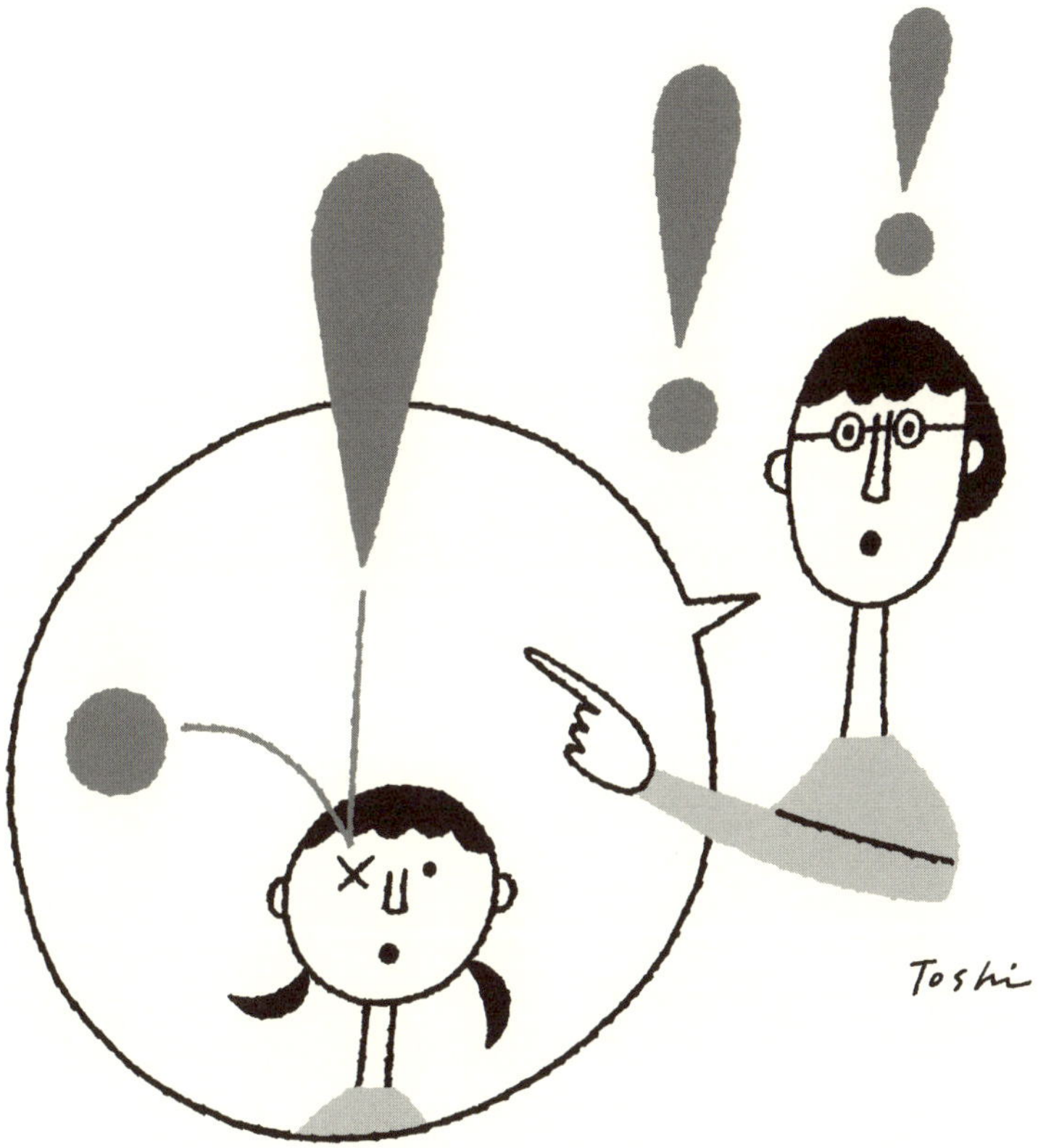
Toshi

決めるときに必須なのです。

検査の流れ

視力検査

視力検査は、メガネやコンタクトレンズをしない状態の「裸眼《らがん》視力」と、様々な度数のレンズを入れ、その人が見ることのできる最良の視力である「矯正《きょうせい》視《し》力《りょく》」を、それぞれ測ります。

なお、視力検査では、目を細めて無理に見ようとしないでください。目を細め

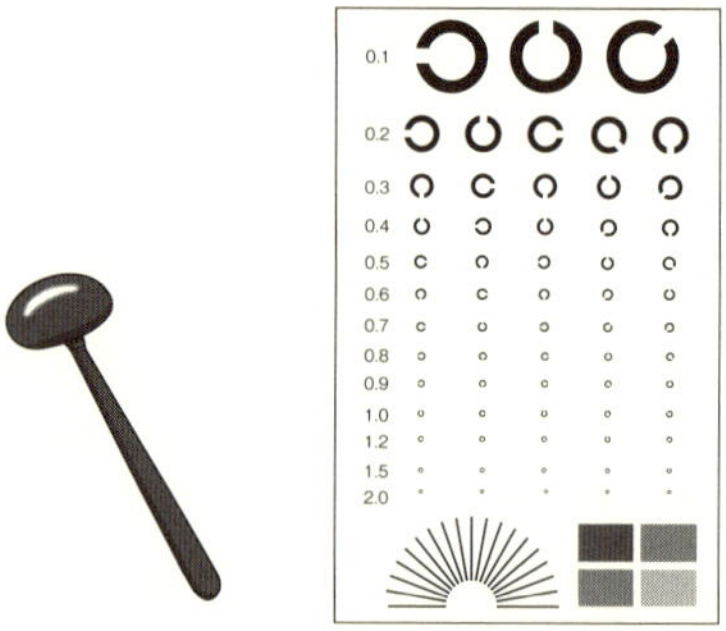

ひみつ 18

メガネで視力が出れば心配しなくていい。

ると、小さい穴からのぞいているのと同じように、焦点の合う範囲が広くなり、視力が多少向上します。その効果ゆえ、視力の正確な判定ができなくなります。

裸眼の視力が悪くても、矯正視力が良ければ、あまり心配することはありません。近視、遠視、乱視が原因で見えないのであれば、メガネの度数を変えれば矯正視力は回復します。

白内障では水晶体の濁りが原因なので、メガネの効果はありません。レンズで矯正しても視力が上がらない場合は、眼球に何らかの異常があるということなので、治療の対象になります。

眼圧測定

目には一定の硬さがあり、この硬さのことを眼圧といいます。眼圧が高いと緑内障《りょくないしょう》になり、視野が欠けてしまいますが、緑内障は日本人にとても多い病気で、60歳以上の13人に1人、70歳以上では8人に1人が緑内障であるといわれています。

白内障手術では、手術の後の炎症にともなって眼圧が上昇し、視野欠損《しやけっそん》が進行する場合があるので、緑内障のある患者さんの場合、術後にしっかりと眼圧をコントロールすることが必要です。

また、近年、眼圧は正常であっても緑内障と同じような経過をたどる「正常眼圧緑内障《せいじょうがんあつりょくないしょう》」が非常に増えています。この場合、眼圧測定だけでは診断をつけることが難しく、眼底検査で視神経の異常が疑われた場合には、白内障の手術の前に視野検査を行い、診断をしっかりつける必要があります。

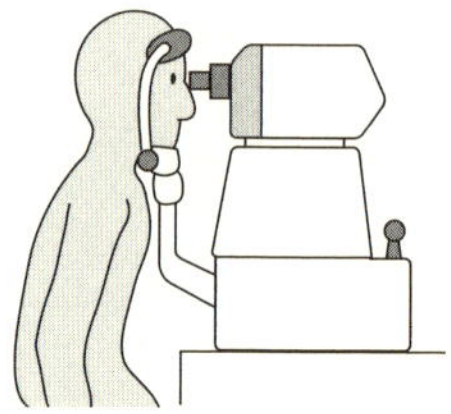

細《さい》隙《げき》灯《とう》顕《けん》微《び》鏡《きょう》

白内障の有無は、細隙灯顕微鏡《さいげきとうけんびきょう》という顕微鏡を使って診断をつけます。

この顕微鏡はスリット状の細い光を出す装置で、前眼部の組織を透《す》かして断面を見ることで、角膜の様子や水晶体の濁り具合を調べることができます。

検査するときは、散瞳薬《さんどうやく》という瞳孔《どうこう》を広げる薬を点眼します。

通常、人間の瞳（光の通り道）は2～3ミリ、暗いところでも5ミリと非常に小さいのですが、散瞳薬を入れると瞳が大きくなり、水晶体全体の様子を観察することができます。散瞳薬は点眼してから効果が出る

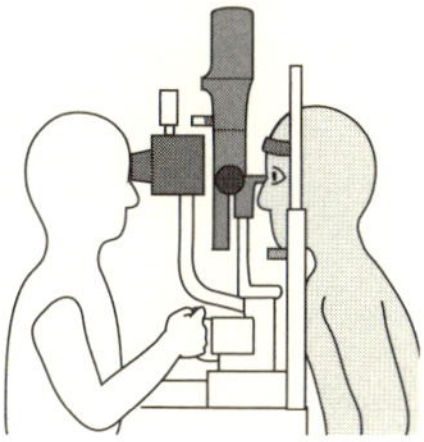

ひみつ 19

眼圧が正常でも緑内障のことがある。

まで、20~30分かかるので、その間、少しお待ちください。

緑内障の種類によっては、瞳孔を広げると緑内障発作を起こしてしまうケースがあるので、緑内障の可能性のある方は、散瞳薬を点眼する前に目の状態を調べておきます。

なお、散瞳薬を点眼すると、徐々にピントが合わなくなり、光がまぶしく感じられるようになります。この状態は4~5時間つづくので、病院から帰られる際、車や自転車を運転するのは危険です。眼科を受診されるときは、必ず徒歩でいらっしゃってください。

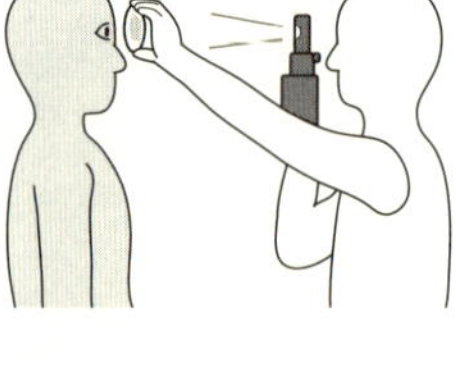

眼底検査

水晶体の濁りを確認するだけでなく、目の奥の網膜《もうまく》など、視力に関わるところをくわしく調べます。白内障の手術をしても、肝心の光を感じる網膜に異常があると、視力が向上しないこともあるのです。検眼鏡《けんがんきょう》という器具を使って白内障以外の病気が隠されていないか調べます。

白内障が悪化している場合、患者さんの目が見えないのと同じように、水晶体の濁りで、検眼鏡を使って調べているこちらからも、目の奥が見えなくなってしまいます。そのときは超音波を使って眼底を調べます。

また、OCT（光干渉断層計）という、網膜のなかで視力がいちばんよく出る黄斑《おうはん》部の断面や、視神経乳頭《にゅうとう》の断面を調べる検査を行います。OCTによって、検眼鏡による眼底検査では発見が難しかった黄斑上膜《おうはんじょうまく》（黄斑の上を薄い膜が覆って、ものがゆがんで見える病気）や、初期の加齢黄斑変性症《かれいおうはんへんせいしょう》（黄斑部の網膜が老化によって壊れてしまう病気）が容易に診断できるようになりました。これらの疾患は、手術後の視力に影

ひみつ 20

網膜に異常があると視力はよくならない。

響してくるため、手術前に知っておく必要があります。

この検査によって、白内障の手術の後で、どれくらいの視力が出せるか、ある程度の予想をつけられるのです。

いつ、手術を受ければいい？

見えにくくなったら、そのときに

白内障があったとしても、自覚症状はまったくないケースもあります。前の章でも触れましたが、白内障があることと、手術する必要があるかどうかは別問題です。通常、白内障は数年単位で少しずつ進行していきますので、不自由がなければ、定期的に検査を受けていただきながら様子を見るのがいいでしょう。

眼科で点眼薬を処方されることも多いのですが、いったん濁ってしまった水晶体は、目薬で透明にすることはできません。白内障の進行のスピードをいくらか遅らせるために、点眼薬を使いながら定期的に検査を受けるという選択肢もあります。

ただ、点眼薬を使っていても、最終的には白内障は進行して、手術が必要な状態になります。残念ながら、現在の医学では手術以外に水晶体を透明に戻す方法はありません。

目の手術といっても、数分で終わる痛みのない治療ですので、現在の目の状況に満足できなくなったときは、いつでも手術を考えていただいていいと思います。

ひみつ 21

「必要な視力」は、人それぞれ違う。

人によって、必要な視力は違います。家のなかで過ごすことが多いご高齢の方の場合は、0・4~0・5の視力があれば十分かもしれません。

一方、車の運転をする人は、0・7以上の視力がないと運転免許の更新ができませんし、会社で現役で働いている人も、ある程度の視力は必要ですね。何歳であっても、不自由を感じられたらそのときに、手術に踏み切られたらいいでしょう。

また、一般的に白内障の手術は急を要するものではありませんが、水晶体の核がどんどん硬くなっていく核《かく》白内障は、進行すると手術が困難になり、合併症も起こりやすくなるので、早期の手術が必要になることもあります（手術を急いだほうがいいケースについては111ページでくわしくお話しします）。

いくらかかるの？

白内障の手術は、保険適用ですので、決して高額ではありません。他の施設でもだいたい同じですが、私が手術するクリニックでかかる費用は、70歳未満の方は、保険で3割負担の場合、片目が5万円、両目で

ひみつ 22

保険1割負担の場合、両目で4万円。

10万円です。1割負担の場合、片目で2万円、両目で4万円程度です（お薬代を含む）。70歳以上の後期高齢者の方は、支払の月額上限金額があるため、同月内の手術であれば、片目でも両目でも、3割負担で5万7600円、1割負担で1万4千円で済みます。なお、全身的に何らかの問題があり、入院が必要なときには、別途入院費がかかります。

ただし、ここでご説明した費用は、水晶体のかわりに移植する眼内レンズを近くか遠くか、どちらかひとつに焦点を合わせる「単焦点レンズ」にした場合です。眼内レンズには複数の距離にピントを合わせられる多焦点レンズがあり、こちらの値段は高額です。

まず、遠くと近くを見られる遠近両用の「2焦点レンズ」にする場合、先進医療の適用となるため、両目で80万円になります。先進医療の対象となりますと、手術の費用だけは自費となりますが、手術前の検査や術後の診察などは保険適用です。また、先進医療特約付きの保険に入っている方は、80万円ほどかかる2焦点レンズの手術を、先進医療の認可を受けている施設であれば、保険で全額カバーできます。

２０１４年ごろから新しく使われるようになった、遠くと近く、そして中間距離も見られる「３焦点レンズ」の場合、自由診療となり、両目で約１００万円（税別）になります（くわしくは１４２ページをご覧ください）。

なお、乱視の方には、乱視を矯正する「トーリックレンズ」が使えるようになりました（１４８ページでくわしくお話しします）。このレンズは単焦点レンズの場合、通常の単焦点レンズと同じ金額で使用できます。２焦点、３焦点のトーリックレンズの価格は、左ページの表のように、一般のレンズよりも、両目で20万円ほど高額になります。

次章では、どのように手術するのか、具体的にお話しします。目の手術というと、尻込みして後延ばしにしてしまう方も多いのですが、不自由な期間が長引くだけで、遅らせるメリットはまったくありません。

本書では、実際に手術を受けられた患者さんに体験談を寄せていただきました。心強く感じると思いますので、ぜひ読んでみてください。

【白内障手術費用】

私が手術するクリニックでの費用です。

単焦点レンズ【保険診療】（70 歳未満）	
3 割負担の場合（片目）	約 50,000 円
1 割負担の場合（片目）	約 20,000 円

単焦点レンズ【保険診療】（70 歳以上）	
3 割負担の場合（両目）	57,600 円※
1 割負担の場合（両目）	14,000 円※

※同月内手術の上限額（2018 年 3 月現在）

乱視矯正用のトーリックレンズも同じ金額です。

2 焦点レンズ【先進医療】※※	
通常レンズ（両目）	800,000 円
片目通常レンズ、 片目乱視矯正用レンズ（両目）	900,000 円
両目乱視矯正用レンズ（両目）	1,000,000 円

※※先進医療特約付きの保険でカバーされます。

3 焦点レンズ【自費診療】（税別）	
通常レンズ（両目）	1,000,000 円
片目通常レンズ、 片目乱視矯正用レンズ（両目）	1,100,000 円
両目乱視矯正用レンズ（両目）	1,200,000 円

白内障手術体験レポート

手術はまったく苦痛なく、あっという間ですよ。

第91代内閣総理大臣

福田康夫さん

1936年生まれ。内閣官房長官、男女共同参画担当大臣、内閣総理大臣（第91代）などを歴任。2004年に両目を手術。40センチでピントを合わせる単焦点レンズを移植。

もともと近視と、若干乱視があったのですが、60歳を過ぎたころから、だんだん目が見えにくくなってきました。どうも目が疲れやすいし、遠くが見えにくい。しばらく不自由を感じていましたが、生活上とくに困ることもないので、年の所為《せい》だろうとあきらめていました。

メガネ屋に行くと、毎回度が進んで、ついには7、8ミリぐらいの厚いレンズをかけることになりました。分厚いレンズは、真正面から見ると、目と目の間が縮まって見えたり、ガラスがとても重かったりして、不便な思いをするんです。

今から10年ほど前、私が官房長官のときは、ものすごく忙しいうえに、毎日役所から届く山のような書類や、仕事がら、新聞、雑誌なども見なければいけないし、目にかなりの負担がかかりました。

最後はメガネをかけても文字がよく見えなくなった。メガネ屋さんからは、「もうこれ以上矯正できません。あとはお医者さんと相談してください」と言われてしまいました。

そのころ、ちょうど家内が白内障で、赤星先生に手術してもらったんです。そうしたら、たちどころによく見えるようになったと言うので、私も赤星先生に診てもらいました。そこで白内障と診断され、手術したほうがいいですよ、とやさしく言われました。

それまで、見えないのは近視の所為と思い込んで、まさか自分が白内障だとは思ってもみなかったんです。もっとも、早くわかっていたとしても、手術を受ける気持ちにすぐなったかどうかは判りません。なぜなら、白内障の手術というと、一昔前は1週間から2週間も入院しなければいけないほどの大変な手術と聞いていて、それがずっと頭にあったからです。でも、家内から、「痛くもかゆくもなくて、実に簡単」と言われたので、ようやくその気になって先生にお任せしました。男のほうが、案外臆病なんです。

手術の後は、本当によく見えるようになった。世界が変わったと思いましたよ。

それまでは、いつも空がなんとなく淀《よど》んでいるように見えていたのが、手術の後は、空がこんなに青いのか、東京の空も捨てたもんじゃないと思いました。

テレビの画面も色がまるで違う、きれいだから観るのが楽しくなるし、家内の顔も心なしか若く見える。

それからは、私のまわりに、目で不自由している人が結構多くおられることに気がつきました。度の強いメガネをかけている人はだいたいそうですね。

白内障だとわかっていても、やっぱり目の手術は怖いんです。「いや、まったく苦痛なく、あっという間ですよ」と、ずいぶん勧めました。多くの人が手術を受けましたが、みな満足しています。欧州某国の駐日大使に話したら、そんなに簡単なら自分もお願いしたいということになり、帰国前の慌ただしいときにも拘《かか》わらず手術して、喜んで帰国しました。

手術の前と後とでは、人生観が変わる。そのくらいの違いがあるので、白内障の可能性のある方は、ぜひ診察を受けて、早めに処置されるといいと思います。

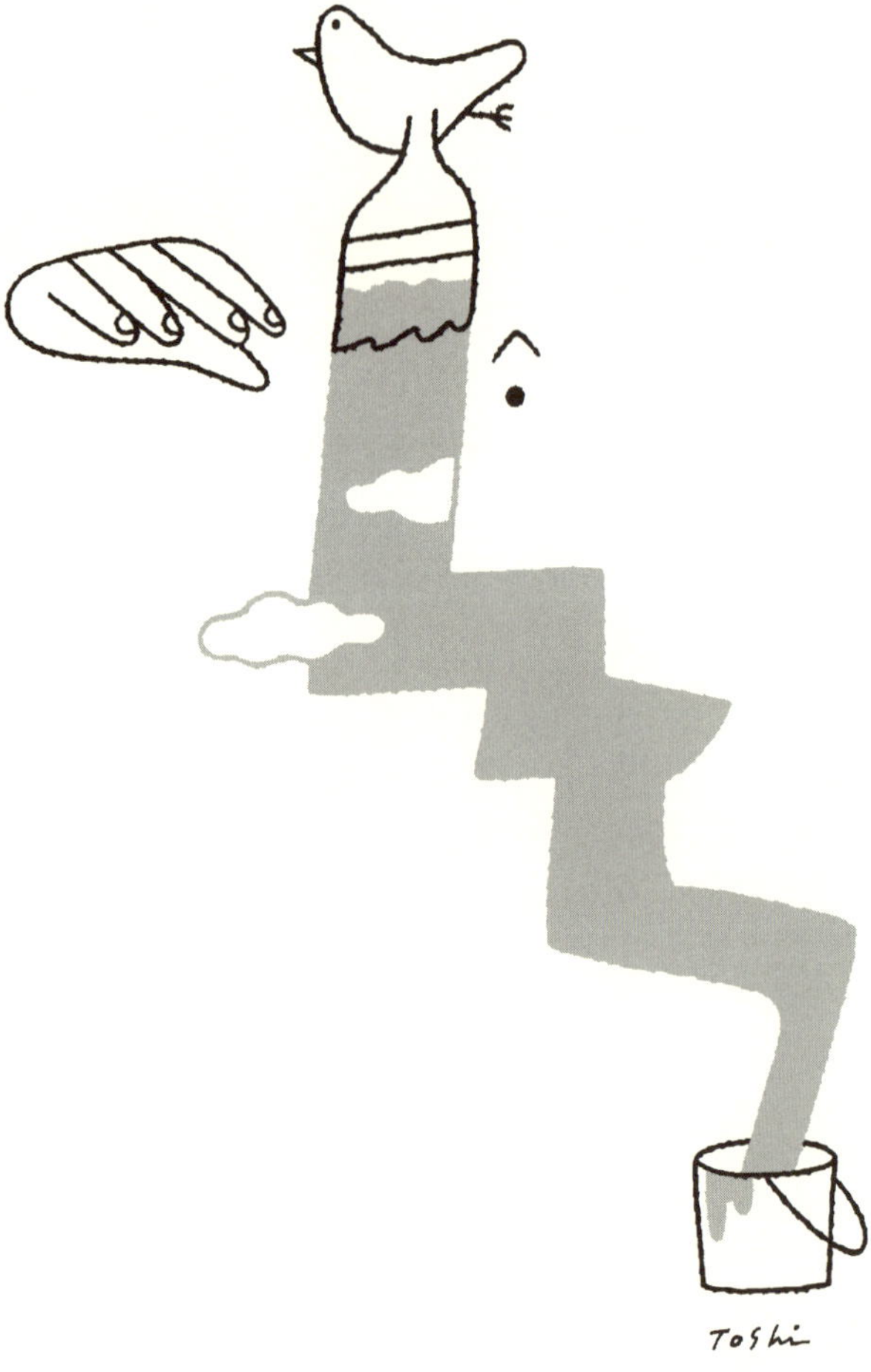
TOShi

chapter 4

数分間ですむ白内障の治療法を知っていますか？

白内障手術

白内障はずっと昔からある病気で、その治療法にも歴史があります。かつては大変な手術でしたが、現在の手術は、たった2ミリ以下の創口《きず》から全ての処置を行い、3〜4分間で終わります。

数分の手術でどのような処置をしているのか、術前の検査から、手術が終わるまでをお話ししましょう。できるだけ小さな創口、短い時間で手術することが、患者さんの目を守るために必要なのです。

ひみつ 23

かつての手術では水晶体を目の奥に落としていた。

紀元前の白内障手術と、戦争をきっかけに誕生した眼内レンズ

白内障手術は紀元前から行われていました。確認されている最も古いものは紀元前3千年のインドにまでさかのぼることができます。当時の治療は長い針を眼球に突き刺し、濁った水晶体を眼球の奥に落とすだけのものでした。カウチングといって、水晶体を吊っているチン小帯《しょうたい》を切って、水晶体を目の奥に落としてしまうのです。

そうすると、光は入るようになるので、人の輪郭くらいはわかりますが、はっきり見ることはできませんし、消毒の技術も今のようなものはなかったので、手術を受けた患者さんは、まもなく失明に至ったはずで

す。

その後、水晶体を目の外に取り出す手術が行われるようになりましたが、術後にかけるメガネは、虫メガネのように分厚いものでした。

白内障治療が画期的に変わったのは、第二次世界大戦中のことです。ある戦闘機が空中戦で被弾《ひだん》し、コックピットが破損しました。その破片がパイロットの目に突き刺さったのですが、破片が入った彼の目は、なぜか炎症や拒絶反応を起こしませんでした。そのコックピットはPMMA（ポリメチルメタクリレート）という、ハードコンタクトレンズと同じ樹脂の素材で作られていました。

それを知ったイギリスの眼科医ハロルド・リドレーは、手術で取り除いた水晶体のかわりに、PMMAの人工レンズを入れて白内障を治療することを思いついたのです。これが眼内レンズの誕生です。

世界で初めて眼内レンズが移植されたのは1949年のことです。しかし、これが市民権を得て世界中に普及するには、まだしばらく時間がかかりました。

創口が大きかった、かつての手術

40年ほど前までの日本の標準的な白内障手術は、濁ってしまった水晶体を凍らせて丸ごと取り出す「水晶体全摘術《ぜんてきじゅつ》」でした。レンズを取ってしまうので、レンズの度数に見合う虫メガネのような分厚いメガネをかけなければなりませんでした。メガネは重いし、視野が非常に狭くなってしまうというデメリットがありました。

その後、眼内レンズの普及にともない、レンズを眼内に固定するために、水晶体をつつんでいる膜（嚢《のう》）

【一昔前の手術では】

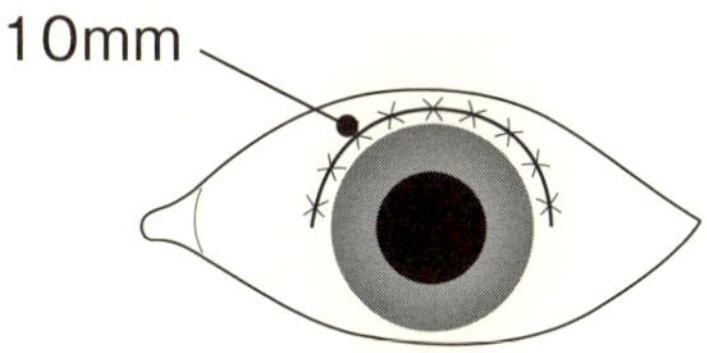

創口が大きく、術後に乱視が残ってしまう。

を残す手術が行われるようになりました。それ以前の水晶体全摘術では、囊《のう》ごと水晶体を全部摘出していたので、眼内レンズを固定することができなかったのです。この術式は「水晶体囊外摘出術《のうがいてきしゅつじゅつ》」と呼ばれ、今から30年程前には広く行われていました。

眼球を半周近く大きく切り、水晶体の核をまるのまま押し出して、残った皮質を吸い取った後、囊のなかに眼内レンズを移植し、創口を糸で何針も縫うという手術方法です。

この場合、創口が大きいので、目のなかで強い炎症が起こります。視力の回復にも時間がかかりますし、糸で縫うので眼球がひずみ、強い乱視が残ってしまうというのが欠点でした。

私たちのクリニックでは行っていませんが、今でも白内障が進行して水晶体が石のように硬くなってしまった核白内障の場合には、水晶体囊外摘出術が行われています。

ひみつ 24

現在のスタンダードは超音波による手術。

少しでも、目に負担のかからない手術を

今から25年ほど前から、「超音波乳化吸引術《ちょうおんぱにゅうかきゅういんじゅつ》」という手術が日本でも行われるようになり、これが現在の標準的な白内障の手術法となっています。

3ミリほどの小さな切開を行い、そこから超音波チップという小さな筒状の器具を入れ、濁った水晶体の核を砕いて吸い取ります。そして、水晶体の嚢のなかに眼内レンズを入れるというものです。

この方法ですと、小さな創口から水晶体を吸い出すことができるので、手術後の炎症や乱視も少なく、目に対する負担が軽くなります。

超音波による、核の砕き方にはいろいろなやり方がありますが、世界

で最も広く行われているのは、カナダのハワード・ギンベル先生が考案した「Divide《ディバイド》 and《アンド》 Conquer《コンカー》」という方法です。超音波チップで水晶体に十文字の溝を掘り、核を4つに分割し、それぞれの塊《かたまり》を順番に乳化（砕いて液状にすること）し、吸引します。

それまでは、やみくもに超音波チップで核を削っていたので、手術に時間がかかり、角膜や創口を傷めることがよくありましたが、ギンベル先生の手術法によってかなり効率よく、安全に手術が行えるようになりました。

それでも、超音波で核の溝を掘るのには、熟練を要しますし、多くの超音波エネルギーと、かなりの時間がかかります。超音波エネルギーは目の組織を傷めてしまうこともありますし、超音波チップは熱を出すので、時間が長くかかると、熱で創口が焼けることもあります。

そして、手術の際は、灌流液《かんりゅう》という液体を眼内に流しながら超音波をかけるのですが、手術時間が長くなり、多量の灌流液を流しつづけると、角膜にとって大切な細胞（角膜内皮細胞といいます。くわしくは92ページ）を傷めてしまうのです。

ひみつ 25

手術時間が長いとそれだけ目に負担がかかる。

また、灌流液を流すことで目に圧力がかかるため、手術時間が長くなると、加齢や緑内障などで視神経が弱っている患者さんの目には一層負荷がかかり、術後に視野欠損を悪化させることもありえます。

世界中の眼科医は、少しでも患者さんの目に負担をかけずに手術を行えるよう、少しでも短い時間で、日夜修練を重ねています。学会でもより良い術式について討論がなされ、器械メーカーもより良い手術器械の開発に莫大な投資を行ってきました。

いかに患者さんの目に負担をかけず、きれいな手術を行うか……これは白内障手術を行う眼科医の私が、私自身に課した生涯の課題でもあります。白内障の手術をはじめて約36年になりますが、既存の手術法の習得と技能向上に努力すると同時に、より良い手術法を自ら編み出し、それを実現させるための手術器具の開発にも努力してきました。

そして1992年に新たに考案したのが、「フェイコ・プレチョップ(Phaco Prechop)」です。水晶体に超音波をかける前に、あらかじめ核を小さく分割してしまうという手術法です。

これよって、超音波をかける時間は従来の10分の1以下になり、手術時間も大幅に短縮されました。また、「極小切開《ごくしょうせっかい》白内障手術」といって、2ミリ以下の創口からすべての処置を行う最新の手術も、フェイコ・プレチョップにより、可能となったのです。プレチョップ法については、

【現在の手術では】

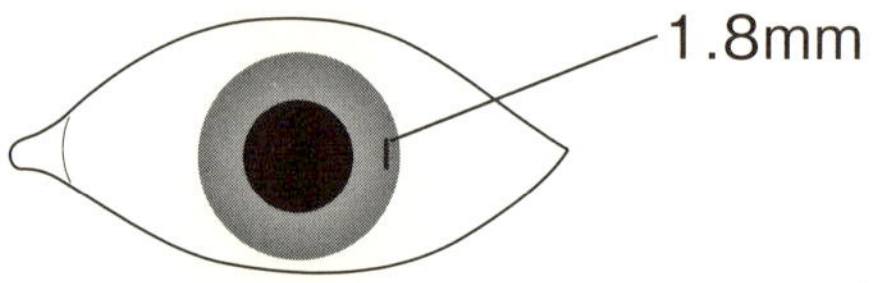

創口が小さいので乱視にならない。

後でくわしくお話しします。

手術は片目？ 両目？

白内障は一般的には、両方の目が同時に進行していくので、多少の視力の差があっても、両目の手術を受けられる方がほとんどです。

自分では良いと思っていたほうの目も、悪いほうの目を手術すると、色がくすんで見えたり、かすんで見えることが気になり、結局そちらの手術も希望されるケースがよくあります。

また、手術後には、点眼薬を1～2ヵ月間さしていただきますが、片

ひみつ 26

両目の手術を受ける人がほとんど。

目の手術をして点眼薬をさし、それが終わってからもう片方の目の手術を……ということになると、かなり長い期間、目薬をさしつづけることになりますね。両目を一緒に手術することで、点眼薬をさす期間と通院期間を短縮でき、医療費も節約することができます。

ごく稀《まれ》に、片方の目だけが白内障になっているケースもあります。その場合は、片目のみの手術を行いますが、問題になってくるのは、手術しないほうの目とのバランスです。

片目だけを手術する場合、左右の目のピントの合う位置がずれるので、あまりにレンズの度数が違いすぎると、それぞれの目ではよく見えるメガネができても、両方の目で同時に見えるメガネをつくれないことがあります。

たとえば、術前に近視で度の強いメガネをかけていた人が、片方の目だけを手術して、ちょうど40センチの距離にピントが合う、軽い近視にした場合、こちらの目はごく薄いレンズで遠方のピントを合わせることができますが、手術をしないほうの目のレンズは分厚いため、物が小さく見え、左右で像の大きさが違ってしまいます。この状態を「不同視《ふどうし》」

ひみつ 27

左右の度数のバランスを取ることが大事。

といいます。

もし、手術をしていないほうの目のメガネの度数を、手術したほうに合わせて弱くすると、今度は十分な視力が出ない、ということになってしまうのです。

ですので、片目手術の患者さんの場合には、左右の目のバランスを考慮する必要があります。

ただ、コンタクトをつけられる場合は、コンタクトによって左右のバランスをとることができるので、片方の目だけを手術しても問題はありません。

どのような見え方が理想的か、手術の後にメガネを使うか、コンタクトを使うか、しっかり医師と相談して決めましょう。

手術することが決まったら

全身の検査

白内障の手術は、点眼薬の局所麻酔で行うので、全身に及ぼす影響はほとんどありません。ただ、糖尿病や心臓病などの場合、術中術後に思わぬトラブルが起こることもあるので、あらかじめ患者さんの身体の状態をしっかり把握しておきます。

手術前に、血圧測定、採血、心電図といった全身検査を行います。その結果、何らかの異常が見つかれば、場合によっては、その疾患の治療を先に行うこともあります。

持病があり、治療中の患者さんの場合は、私から主治医の先生に連絡し、病状や服用している薬のこと、アレルギーなどについて診療情報を提供してもらいます。

全身的な疾患を持たれていても、基本的には内科的な治療はそのまま

ひみつ 28

内科の薬はいつも通りに服用。

継続し、「最小の処置で目だけを治す」というのが私たちの基本的な白内障手術に対するスタンスです。

手術のときも、内科から処方されているお薬はすべて、いつも通りに服用してください。血液の流れを良くするお薬も、中断しないでつづけていただいてかまいません。糖尿病でインスリン注射をしている方は、ふだん通りに食事をし、インスリンの量もいつも通りにしてください。

腎臓病で透析《とうせき》を行っている方も、ふだん通りのスケジュールで透析をお受けください。手術日程を透析のない日に設定して、体調を崩さないように手術を行います。

角膜を守っている細胞の数

角膜は透明な組織ですが、その内側には「角膜内皮細胞《かくまくないひさいぼう》」という大切な細胞があります。この細胞は六角形をしていて、角膜の内側にびっしりときれいに並んでいます。

角膜は、目のなかの房水《ぼうすい》という特殊な水に絶えず接しているのですが、放っておくと、どんどん水を吸ってふやけ、白く濁ってしまうのです。角膜内皮細胞は、角膜に染みこんでくる水をどんどんくみ出し、角膜を透明に保ってくれています。

この細胞は、細胞分裂する能力がないので、数は年とともにどんどん少なくなります。また、かつて目の手術をしたことのある方や、目のなかで炎症を起こす病気にかかったことのある方、そして長い間コンタクトレンズを使っていた方（とくに初期の酸素透過性《とうかせい》のないハードコンタクトレンズを数十年にわたって使っていた方）では、この細胞が極端に少ないこともあります。

角膜内皮細胞の数が少なすぎる場合、白内障が治っても、手術後に角膜が濁ってしまって視力が出ないこともあります。ですから、手術の前には、スペキュラーマイクロスコープという特殊な顕微鏡を使って、この細胞を撮影し、数を数えます。

角膜内皮細胞の数が少ない場合には、手術方法や薬の使い方を工夫し、できるだけ細胞を保護しながら手術を行います（ただし、極端に数が少ない場合は、白内障手術後に角膜内皮細胞の移植が必要となるケースもあります。くわしくは、117ページをご覧ください）。

ひみつ 29

角膜を透明に保つ細胞は分裂できない。

眼内レンズの度数を決める

手術の前に、目に入れる眼内レンズの度数を決めておきます。眼内レンズの度数を決めるのは、眼軸長《がんじくちょう》（目の大きさ）と、角膜のカーブです。

角膜のカーブを調べるのは、オートケラトメーターという器械で、「角膜曲率半径《かくまくきょくりつはんけい》」というカーブの値を測定します。さらに角膜の形状をコンピュータで解析し、不規則な角膜のゆがみを判定します。

眼軸長は、レーザー光線で１００分の１ミリという精度で測ります。なお、白内障が進行していて、水晶体の濁りがひどいときはレーザー光線が通らないので、超音波が使われます。

乱視の強い患者さんは、角膜計状解析装置という器械で、どのような乱視の種類かを判定し、乱視矯正用レンズ（くわしくは１４８ページ）を使用するかどうかを決めます。

これらの検査結果から、一人ひとりに合った眼内レンズを選びます。眼内レンズは一度目のなかに移植すると、度数が合わないからといってメガネのように簡単に取り替えるわけにはいきません。度数を決める際は、どの部分にピントを合わせるか、どのような見え方が理想的か、事前にしっかり相談します（眼内レンズについては、次の章でくわしくご説明します）。

コンタクトレンズを使っている方は、検査前1週間はメガネで

ふだん、コンタクトレンズを使っている方は、コンタクトレンズを外してしばらく経たないと、正確な角膜のカーブを計測できません。角膜の上にコンタクトレンズがのっていると、角膜のかたちが変わってしま

ひみつ 30

眼内レンズはメガネのように取り替えられない。

うことがあるので、検査前の1週間は、コンタクトレンズを外し、メガネで過ごしてからお越しください。角膜が本来のかたちに戻ってから、眼内レンズの度数を決めます。

手術当日の流れ

白内障手術では、どのようなことをするか、実際に私たちのクリニックで行っている手術の流れにそってご説明します。

手術室に入る前

手術の1週間前から当日まで、眼球内をきれいにするための抗生物質の点眼薬と、必要に応じて炎症を抑えるための点眼薬をさしてもらいます。それ以外は、日常生活には特別な制限はありません。ふだん通りにお過ごしください。

手術後は5日間洗顔することができないので、手術室に入る前に薬用石鹸を使って目のまわりや顔を洗っていただきます。

点眼薬の麻酔

まず点眼麻酔をしてから、目のまわりの消毒を行います。

以前は注射による麻酔を行っていましたが、「手術は痛くないが、麻酔の注射が痛かった」とおっしゃる方が多かったので、私たちのクリニックでは注射の麻酔を一切やめ、全て点眼麻酔にしました。

点眼麻酔の場合、痛みは完全になくなりますが、ものを見る視神経と眼球を動かす筋肉は麻痺しないため、手術中に目が動いてしまうことがあります。手術中は、医師がお願いした場所をしっかり凝視《ぎょうし》し、動かないようにしてください。

切開

麻酔がきいてきたら、角膜にダイヤモンドのメスで、小さな切開を行います。切開の幅は2ミリ以下で、ここから濁った水晶体を取り除き、その後、眼内レンズを入れます。

人間の身体は、どこを切ってもたいていは血が出ますが、角膜は血管のない組織なので、一滴の出血もありません。

従来は「強膜切開《きょうまくせっかい》」といって、強膜という白目の部分を切開していました。白目の表面は球結膜《きゅうけつまく》という粘膜で覆《おお》われていて、たくさんの血管があります。強膜切開では、球結膜をはさみで切るため出血し、電気を使って焼いて止血していました。

白内障手術を受ける高齢者の方は、全身的な疾患を抱えている方がほ

ひみつ 31

角膜切開なら一滴も出血しない。

とんどです。たとえば、血液をサラサラに流すお薬を飲んでいる方がたくさんいらっしゃいますが、そういったお薬を飲んでいる場合、強膜切開で出血すると、血が止まりにくくなるので、たいてい手術の1週間前から薬の服用をストップしなければいけませんでした。

角膜切開の場合、一滴の出血もしませんので、いつも服用されているお薬を通常通りのんでいただき、安全に手術することが可能です。

なお、私たちのクリニックで切開するときには、必ずダイヤモンドのメスを使います。ダイヤモンドメスで切開すると、きれいな創口になるので、創がぴったりくっつき、異物感もステンレスのメスに比べて少ないのです。きれいな創口であるほど乱視にならず、手術後の回復も早くなります。

目の大切な組織を守るための薬

そして、角膜と水晶体の間の「前《ぜん》房《ぼう》」という空間に、粘弾性物質《ねんだんせいぶっしつ》というドロドロした糊《のり》のような薬を注入します。これは、前房の空間を保ち、角膜を透明に維持する角膜内皮細胞を手術中に保護するためのものです。

次に、水晶体をつつんでいる膜の前側（前嚢《ぜんのう》）に亀裂のない直径5・5ミリの丸い穴をあけます。この操作を前嚢切開《ぜんのうせっかい》といいます。

【組織を保護しながらの手術】

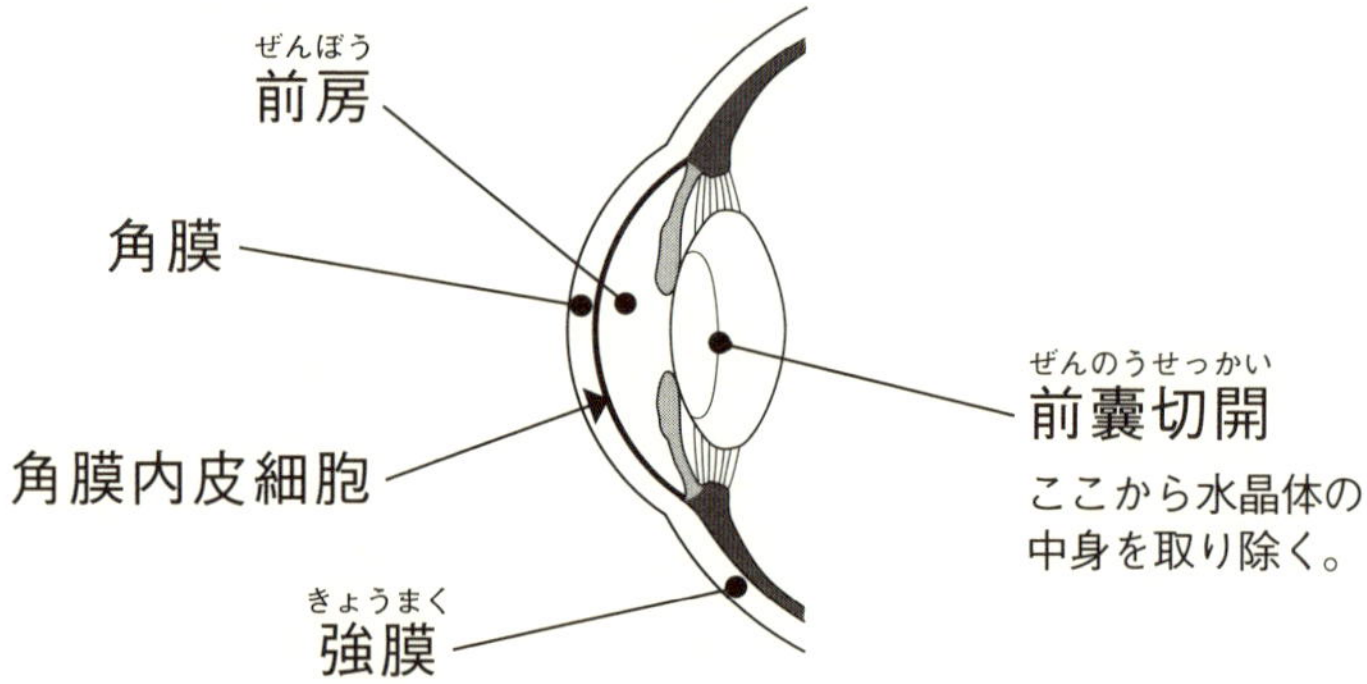

ひみつ 32

「プレチョップ」で時間を短縮、より安全に。

プレチョップ

これまでの手術では、ここで超音波の器具を使って水晶体の核を乳化《にゅうか》し、吸引を始めるところですが、私は、ある特殊な作業を行います。それが「プレチョップ」で、小さな創口による手術を成功させる鍵です。

プレチョップとは、名前のごとく、超音波で水晶体の核を乳化吸引する前に、あらかじめ核を分割する方法です。この操作には、独自に開発したプレチョッパーという器具を使います。

その作業を行ったうえで核を吸引すると、超音波乳化吸引にかかる時間を大幅に短縮し、手術を安全かつ効率よく行うことができるのです。

フェイコ・プレチョップで、超音波をかける時間が短くなれば、超音

【目に負担の少ない「フェイコ・プレチョップ法」】

フェイコ・プレチョップ法

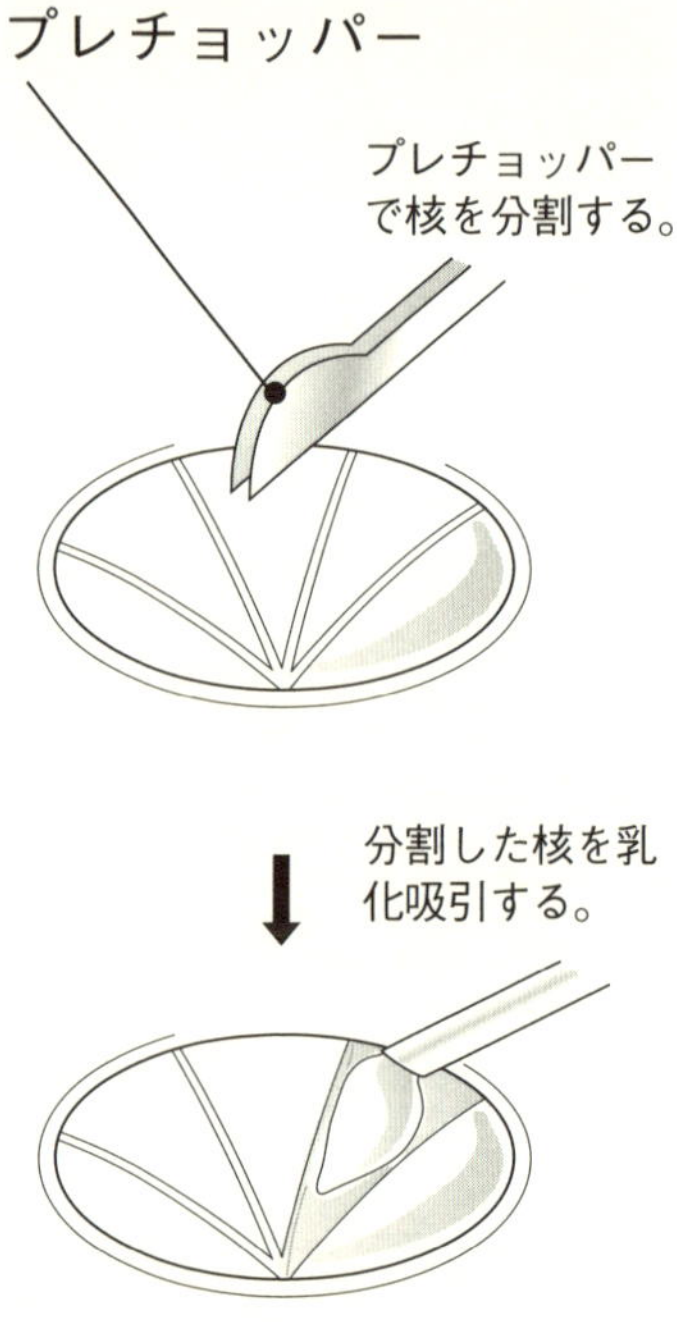
プレチョッパー
プレチョッパーで核を分割する。
分割した核を乳化吸引する。

フェイコ・プレチョップ法では、超音波エネルギーは少なく、手術時間も短縮される。

従来の超音波乳化吸引法

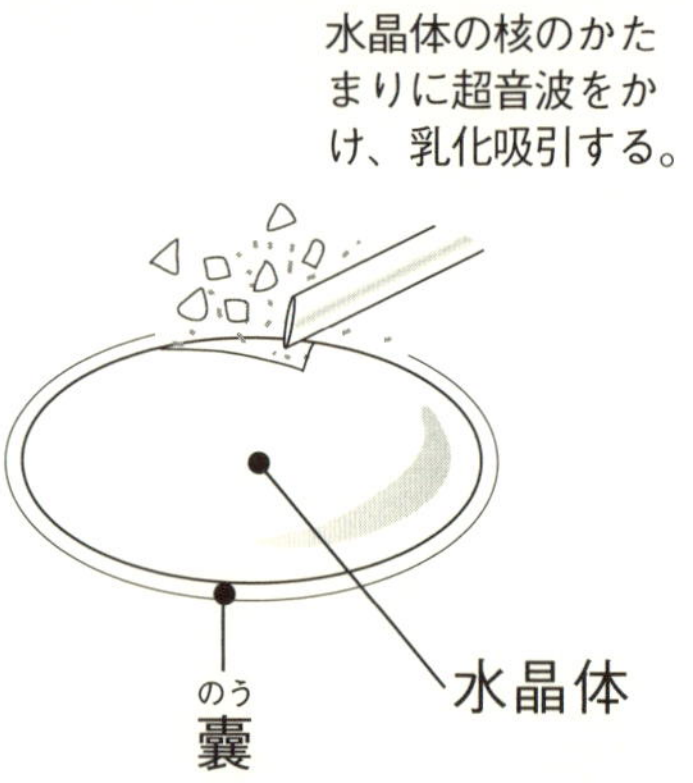
水晶体の核のかたまりに超音波をかけ、乳化吸引する。
水晶体
嚢《のう》

従来の方法では多くの超音波エネルギーを必要とし、手術に時間がかかった。

波チップの熱によって創口が痛むことはありませんし、超音波のエネルギーによる角膜内皮細胞の障害も軽減されます。また、眼内に灌流液《かんりゅうえき》を流す時間も短くなりますので、それだけ視神経や他の重要な組織にかかる負担を減らすことができます。

水晶体乳化吸引《にゅうかきゅういん》

プレチョップで核を分割した後、乳化吸引を行います。ここでは独自に開発した超音波チップと、眼内に灌流液を流し込むナノスリーブという筒を用い、最小限のエネルギーで水晶体を乳化吸引します。通常の白内障では、超音波時間は、2秒程度です。

従来、白内障手術の合併症で最も頻度が高かったのは、水晶体をつつんでいる嚢の後ろの部分、すなわち「後嚢《こうのう》」を超音波乳化吸引のときに破ってしまう「後嚢破損《こうのうはそん》」でした。プレチョップで核をあらかじめ分割しておくと、超音波乳化吸引が極めて簡単に行えるため、後嚢破損の合併症はほぼ皆無となりました。

核を超音波で取り除いた後は、残った皮質を、極小切開《ごくしょうせっかい》用に開発した、非常に細いI／Aチップという器具で取り除きます。

眼内レンズの移植

再び粘弾性物質《ねんだんせいぶっしつ》を入れ、水晶体をつつんでいた嚢をふくらませ、インジェクターという器具を使って眼内レンズを嚢のなかに移植します。レンズはアクリル製のもので、目のなかでゆっくり開きます。

このときに使うインジェクターも独自に開発しました。従来はレンズを半分に折りたたんでピンセットで入れていましたので、6ミリのレンズを入れるには3ミリ以上の創口が必要でした。2ミリ弱の創口から眼内レンズを入れるには、特別な器具の開発が必要だったのです。

2ミリ以下の創口から白内障を取り除き、直径6ミリの眼内レンズを入れる……不可能と思えるような手術が、新しい術式とそのために開発された新しい手術器具によって実現可能となったのです。

3〜4分ほどで終わります

最後に目のなかの粘弾性物質を洗い、手術は終了です。創口はダイヤモンドメスによるきれいな創口なので、そのままぴったりくっつくため一切縫いません。そのため角膜がゆがんで乱視になることもありません。

この手術にかかる時間は、平均3〜4分ほどです。

ひみつ 33

手術の全てを2ミリ以下の創口で。

手術後は、眼帯せずに

手術が終わった直後は、抗生物質の点眼をし、目を保護するために、プラスチックのゴーグルをかけてお帰りいただきます。度数の入ったゴーグルも用意していますので、メガネの必要な方も、ご安心ください。

点眼麻酔ですので、患者さんはすぐにものを見ることができますので眼帯はしません。両目をあけて、普通に歩いてお帰りいただきます。

ただ、手術が終わった時点では、まだ散瞳剤《さんどうざい》がきいていて、瞳が少し広がっていますので、足元に十分気をつけてお帰りください（手術後のケアについては、チャプター6をご覧ください）。

極力小さな創口、短い時間で

目の手術では、創口をあけている時間が長くなればなるほど、また創口が大きければ大きいほど、ばい菌が入るリスクが高くなります。ですから、極力小さな創口から、短時間で手術をすることが、細菌感染を予防するうえで非常に重要です。

身体の他の場所での細菌感染には抗生物質がきき、点滴や内服薬でばい菌を殺すことができますが、実は目のなかは、薬がききにくい特別な領域なのです。抗生物質が目のなかに入らないような特殊な仕組みがあります。ですから、いったん目のなかでばい菌が増えだしてしまうと、下手をすると失明につながってしまうのです。

また、前にお話ししたように、近年は緑内障が増えてきています。緑内障の方は、眼圧によって視神経が障害を受けやすくなっています。

手術で長い時間、超音波をかけて灌流液《かんりゅうえき》を流していると、眼球に圧力が加わるため、視神経が障害を受けてしまうので、以前は、緑内障が進

ひみつ 34

手術の後は眼帯不要、すぐにものが見える。

行して、白内障の手術を受けられなかった方々もいらっしゃいました。
ですが、2013年ごろから、新しい超音波乳化吸引手術装置がつくられ、ほとんど正常な眼圧に近い低眼圧で、水晶体を乳化吸引できるようになりました。この器械を使うことによって、進行した緑内障の人でも、安全に白内障手術が受けられるようになっています。

レーザー白内障手術は「新しい手術法」ではない

「レーザー白内障手術」は2013年ごろからよく話題となっていますので、この言葉を耳にしたことがある方は多いでしょう。レーザー白内障手術というと、レーザー光線を使って白内障を除去する新しい手術方法かと思われるかもしれませんが、決してそうではありません。

フェムトセカンドレーザーというレーザー光線を使って処置するのは、手術の工程の途中までなのです。角膜を切開し、前嚢に丸い穴を開け、水晶体を分割する処置（プレチョップ）を、メスのかわりにレーザーで行います。これらは、熟練した医師であれば、メスとプレチョッパーで1分もかからずにできますが、精密さが要求される操作ですので、自らの手を使わずに器械任せの処置を好む術者もいます。ただ、レーザーでは準備や処置に20分ほどの時間がかかります。

一方、手術の工程の肝心なところ、水晶体を取り除くという難しい作業は、これまで通り、超音波を使って行います。

時間とコストをかけてレーザーで処置したうえ、患者さんを別の手術台に移し、消毒して、またそこから超音波をかけることになる。これは患者さんにとって負担になりかねません。

また、瞳が小さい方や、角膜が濁っている方の場合、レーザー光線が

ひみつ 35 目のなかは特別な領域で薬がききにくい。

水晶体にかけられず、プレチョップできる範囲が限られてしまったり、あるいは、レーザーをかけすぎると水晶体をつつんでいる袋を切ってしまい、水晶体が眼底に落ちてしまうことにもなりかねません。

世界中の大きなメーカーは、何千万円もするレーザー装置を売りたいがため、レーザー白内障手術を宣伝し、一時期、世界中でブームとなり、学会もその話題でもちきりでした。

ただ、日本では、レーザー白内障手術はほとんどが自費診療で行われており、装置も高額で、コストもかかります。そして、レーザーの切開はあまりきれいではないので、なかなか創が閉じにくいというデメリットもあります。

このような点から、一時期、すごい勢いで売れていたレーザー装置は世界的な傾向を見ても下火となり、レーザー手術をやめ、プレチョッパーで核分割をはじめる医師も出てきました。レーザー白内障手術が、実用的な手術法となるまでには、まだしばらくの時間と、器械の改良が必要です。

新しい手術法と宣伝されていても、それがいちばん良いものであるとは限らないのです。質の高い安全な手術を、効率よく低コストで実施することが、何よりも重要だと私は考えます。このことは、眼内レンズでも同じで、必ずしも新しいものが良いとは限らないのです。

もっと早くに手術していれば

白内障は数年単位で進行するので、どうしても気がつくのが遅れたり、多少の見えにくさを感じていても、そのまま放っておいてしまうことの多い病気です。

実際、診察していて、「もっと早く手術を受けられたら、ずっと良い

ひみつ 36

レーザー白内障手術には、複数のデメリットも。

結果が得られたのに……」と思うことは多々あります。

とくに注意が必要なケースをお話ししますので、心当たりのある方は、早めに病院を受診してください。

核白内障が進行してしまうと

核白内障は、メガネで視力が矯正できるので、どうしても受診が遅くなりがちです。症例でお話ししたようにメガネ屋さんに行くたびに、どんどん近視の度が進み、最終的には牛乳瓶の底のような厚さのレンズのメガネをかけることになってしまうのです。

そういった不自由だけでなく、核白内障が進行して、水晶体がガチガチに硬くなってしまうと、手術の際に合併症が起こる可能性が高くなります。

白内障の手術は、合併症の頻度が非常に少ない安全な手術ですが、起こりうる合併症のなかで、いちばん頻度が高いのが、後嚢破損《こうのうはそん》だとお話ししました。

進行した核白内障では、水晶体が石のように硬くなっていて、たくさんの超音波エネルギーをかけないと、水晶体を砕くことができません。手術中、長く超音波をかけているうちに、水晶体をつつんでいる膜の後ろの部分が破れてしまうことがあるのです。

後嚢破損が起こると、硝子体《しょうしたい》が出てきて眼内レンズの移植が困難になったり、最悪の場合、水晶体が眼の奥に落ちてしまうこともあります。そうなると、大掛かりな硝子体手術が必要になり、視力回復にも時間がかかります。

このようなリスクを避けるためにも、核白内障の方は早い段階で白内障手術を受ける必要があるのです。

ひみつ 37

白内障が進むと手術のリスクも高くなる。

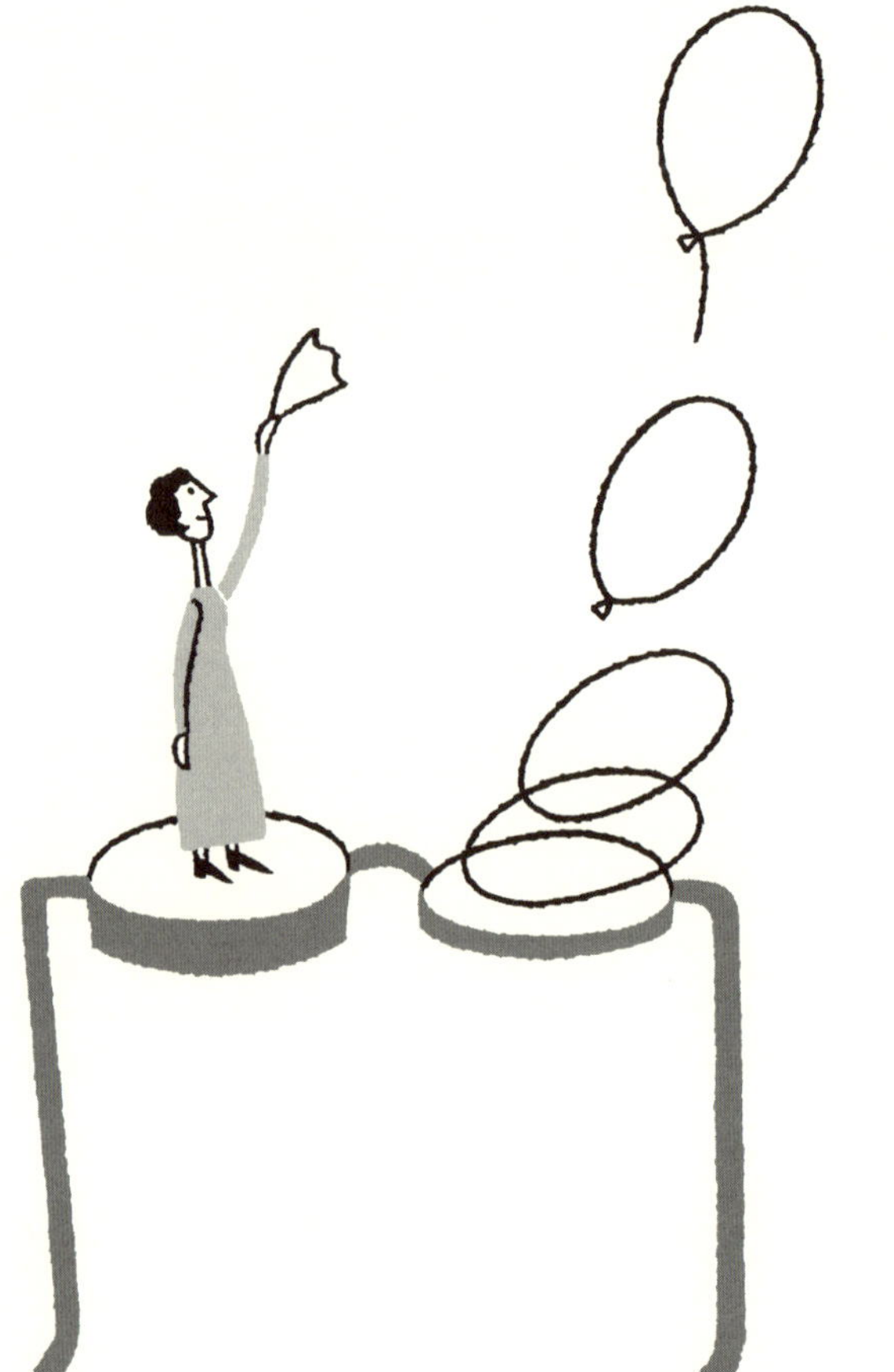
Toshi

早く治療を受ければその時間の分だけ、手離せなかった分厚く重たいレンズのメガネとも、早めにお別れすることができます。

手術体験談を寄稿くださった福田康夫元首相（72ページ）の、官房長官時代のメガネと総理時代のメガネの厚さの違いに気づかれた方もいらっしゃるかと思います。

ひみつ 38

前立腺肥大の薬を飲みつづけると、虹彩がふにゃふにゃに。

前立腺肥大のお薬を飲んでいると

前立腺肥大のある患者さんの多くは、お小水《しょうすい》がよく出るようになる薬を内服しています。実は、長期間、その薬を飲んでいると、目の虹彩《こうさい》のハリがなくなり、ふにゃふにゃの状態になってしまうのです。この症状を「フロッピーアイリス」といいます。

白内障手術は、瞳を大きく広げてから行いますが、フロッピーアイリスの場合、瞳が広がりにくく、また、一度瞳が広がっても、手術中に閉じてしまうこともよくあります。虹彩にハリがないため、最悪の場合、手術中に、虹彩が超音波チップに入ってきてしまったり、創口から飛び出てしまうこともあるのです。

このように、フロッピーアイリスによって手術が難しくなり、合併症を起こすケースが世界的な問題となっています。

プレチョップ法は、フロッピーアイリスの白内障手術に最善の方法と考えられていますが、それでも普通の人よりは手術に時間がかかってしまいます。

「お小水が出にくいのは、年を取れば誰でも当たり前。白内障になって目が見えにくくなるのも当たり前」と、慢性的に前立腺の薬を飲みつつ、白内障を放置してしまうと、どんどん白内障手術の難易度を高めることになります。

ひみつ 39

角膜内皮細胞《かくまくないひさいぼう》が少なすぎると手術ができないことも。

角膜内皮細胞が少なくなってしまうと

角膜内皮細胞は、角膜の内側にはりついていて、角膜が接している水をかき出し、角膜を透明に維持してくれる六角形の細胞だとお話ししましたね。

通常、角膜内皮細胞は1ミリ四方あたり2500〜3000個ほどありますが、この数が少ないと、手術後に角膜が濁り、角膜が透明に戻って視力が回復するまでに時間がかかることがあります。

角膜内皮細胞が限界値以下にまで少なくなっている場合、水疱性角膜症《すいほうせいかくまくしょう》といって、角膜が白く濁ったまま視力が回復しないこともありえます。

角膜内皮細胞の数が非常に少ないケースでは、手術を行わないこともありますし、白内障手術を行うのであれば、角膜移植と同時にということになります。

また、ここ数年、ＤＳＡＥＫ《ディーセック》という、角膜内皮細胞がついている薄い膜だけを移植する手術が行われるようになりました。従来の角膜移植では、角膜を３６０度打ち抜いて移植するので、縫わなければいけませんし、術後炎症が強く、大きな乱視を残しました。ＤＳＡＥＫでは３ミリ程度の傷口から手術を行いますので、術後炎症が少なく、早期の視力回復が可能となりました。

このように治療の道は開けてはいますが、早く治療するにこしたことはありません。角膜内皮細胞が少ない可能性のある方——長年コンタクトレンズを使っている方、ぶどう膜炎など眼内の炎症性疾患を起こしたことがある方は要注意です。

また、術前に細胞数が十分にあっても、角膜と水晶体のすきま（前房）が狭い方の場合は、手術中の超音波のエネルギーや灌流液によって、細胞数が減ることがあります。

とくに凸レンズのメガネをかけている遠視の方、過去に外傷をおった方、偽落屑症候群《ぎらくせつしょうこうぐん》といって、先天的にチン小帯が弱っている方、アトピー性皮膚炎やアレルギー性結膜炎によるかゆみで目を強くこする方は、前房が浅くなっているので、早期の手術が必要です。

手術体験ケース・スタディ

手術を受ける患者さんは、どんな体験をしているか。

手術を受けられた患者さんの多くがおっしゃることをケースレポートとしてまとめました。手術前、よく質問されることへの回答にもなっていますので、参考になさってください。

患者設定：76歳女性。狭心症でステント手術後、不整脈《ふせいみゃく》で抗凝固剤《こうぎょうこざい》を服用中。腰痛、先端恐怖症あり。

5年程前から白内障で近くの眼科に通院していましたが、目薬をもらって毎日点眼していても、視力は一向によくならず、最近ではテレビも見えなくなりました。夫は寝たきりで、その介護のために家を空けることも容易ではありません。

眼科の先生から手術を勧められていましたが、私は心臓が悪く、ワーファリンという血液をサラサラにするお薬を処方されています。薬のため、いったん出血すると血が止まりません。手術を受けるときには1週間前から薬をやめなくてはならないと聞いていました。

内科の先生からは、ワーファリンは中止できないと言われ、このままでまったく見えなくなって、失明してしまうのだろうかと途方に暮れていたところ、友人から、最近の白内障手術のことを聞きました。目薬の麻酔で、一滴の出血もせずに、たった5分で手術が終わる。それも日帰りで両目の手術が一度でできる、というのです。

友人に付き添われて、赤星先生の外来を受診しました。視力は両目とも0・1。レンズを変えて視力検査を受けましたが、これ以上は上がりません。手術はふつう3ヵ月待ちとのことでしたが、視力が悪いので特別枠で2週間後にしてもらえることになりました。目のなかに入れる眼内レンズの度数を決める検査や採血を済ませ、手術の説明を受けました。

私は今まで、老眼鏡以外はメガネをかけずに生活してきたので、眼内レンズは遠くに合わせることにしました。乱視があるので、乱視を治す眼内レンズを使いますが、手術費用は同じだそうです。

手術当日、瞳を広げる2種類の目薬を交互にさしました。手術後5日間は顔を洗えないので（顔をタオルでふくことはできます）、薬用石鹸できれいに顔を洗いました。

赤星先生の診察を受けてから、手術準備室で手術着に着替え、心電図のシールを貼り、抗生物質の点滴をして手術室へ。注意書きに、手術室は寒いので、温かくして来るようにと書かれていましたが、やはり寒くて、看護師さんに毛布をかけてもらいました。

手術台は美容室の椅子のようなかたちをしていて、腰かけると電動で倒れて横になりました。私は腰椎《ようつい》の圧迫骨折があって腰が痛いので、膝の下にクッションを入れ、体勢を微調整してもらい、とても楽な姿勢で手術に臨むことができました。

目の消毒をするとき、消毒薬がしみましたが、目薬の麻酔が効いてくると、次第にそれもなくなりました。顔の上に薄い布がかかり、まぶたを開く器械がかけられました。手術中、ずっと自分で目を開けているのかと思い心配していましたが、その心配は無用でした。

また、私は先端恐怖症で手術のメスが見えるのではないかと怖かったのですが、顕微鏡の光が明るくて、手術器具は何も見えませんでした。時々、目に重い感じはありましたが、痛みはまったくなく、水が流れるたびに万華鏡のような光がキラキラと輝いて、とてもきれいでした。

手術中は赤星先生がやさしい口調で話しかけてくれて、看護師さんがずっと手を握っていてくれたので安心でした。白内障がとれて、これから眼内レンズが入ります、と言われた瞬間、光が急にはっきりしました。

手術室に入るときは、看護師さんに両手をひかれて、何も見えませんでしたが、終わって出るときには、赤星先生の笑顔や、手を握っていてくれた看護師さんの顔をしっかり見ることができました。

眼帯はせずに、保護用のプラスチックゴーグルをかけてタクシーで帰宅。家に帰って驚いたのは、照明やテレビを留守中に取り替えたのかと思ったくらい、家のなかが明るく、テレビが色鮮やかに見えたことです。翌日の診察では、両目とも視力は1・0まで上がっていました。

心臓や腰の病気があり、手術をためらってきましたが、実際に手術を受けてみるとあっという間。案ずるより産むが易しとはこのことだと思いました。

chapter 5

眼内レンズには白内障を治す以外のメリットも。

眼内レンズの選び方

手術の前に、水晶体のかわりに移植する「眼内レンズ」を選びます。

眼内レンズの度数は「メガネをかけない状態で、どの距離をいちばん見えるようにするか」で決めます。

眼内レンズの寿命は半永久的で、手術の後にクリーニングしたり、取り替えたりする必要はありません。しっかり医師と相談して、ご自分のライフスタイルにぴったり合ったレンズを選ぶようにしましょう。

２００９年ごろから乱視を治せるレンズ、そして２０１４年ごろから手元も遠くも中間距離もよく見える３焦点レンズが広く使われるようになってきました。

ひみつ 40

眼内レンズの寿命は半永久的。

黄色いレンズで有害光線をカット

眼内レンズの素材には、いくつかのタイプがあります。かつては硬いプラスチック製のものが使われていましたが、今では手術時に、小さな創口《きず》からも折りたたんで移植することが可能な、やわらかい素材のレンズが主流です。シリコン製のものもありますが、現在ではさらに薄く、屈折率の高いアクリル製レンズが広く普及しています。

また、かつては球面のレンズしかありませんでしたが、2007年以降は非球面のレンズが主流になりつつあります。非球面レンズは、瞳が大きくなる夕方から夜間にかけて、よりクリアに見える利点があるのです。

なお、最近のレンズは透明ではなく、少し黄色い色がついています。これは網膜に有害な紫外線や、波長の短い青色系の光をカットするためです。欧米で失明原因のナンバーワンである加齢黄斑変性症《かれいおうはんへんせいしょう》（視力が最もよく出る、眼底の黄斑部《おうはんぶ》が傷んでしまう病気）には紫外線が影響しているといわれていて、この病気を予防する目的もあるのです。

白内障は進行すると、核の部分が茶色く色づいてくるので、患者さんは常時、茶色いサングラスをかけた状態で物を見ています。眼内レンズが透明だったころには、術後に、すべてが青っぽく見えてしまうと、色の違いを訴える方がいらっしゃいました。黄色い眼内レンズでは、その変化が緩和され、色の見え方が自然になりました。

自分の目に合ったレンズを

眼内レンズには、近くか遠くか、どちらか一方に焦点を合わせる「単焦点レンズ」と、遠近両用の「多焦点レンズ」とがあります。

一般の保険診療で、最も多く使われるのは「単焦点レンズ」です。「多焦点レンズ」には2種類あり、近くと遠くとが見える2焦点レンズと、近くと中間距離、そして遠くまで、すべての距離をカバーできる3焦点レンズがあります（また、乱視の方は、乱視を矯正する「トーリックレンズ」が、単焦点レンズと多焦点レンズ、それぞれにあります。くわしくは148ページ）。

それぞれ長所と短所があり、また値段も違いますので、どのような見え方が理想か、優先順位として何を重視するか、手術の前にしっかり確認しましょう。

【眼内レンズ】

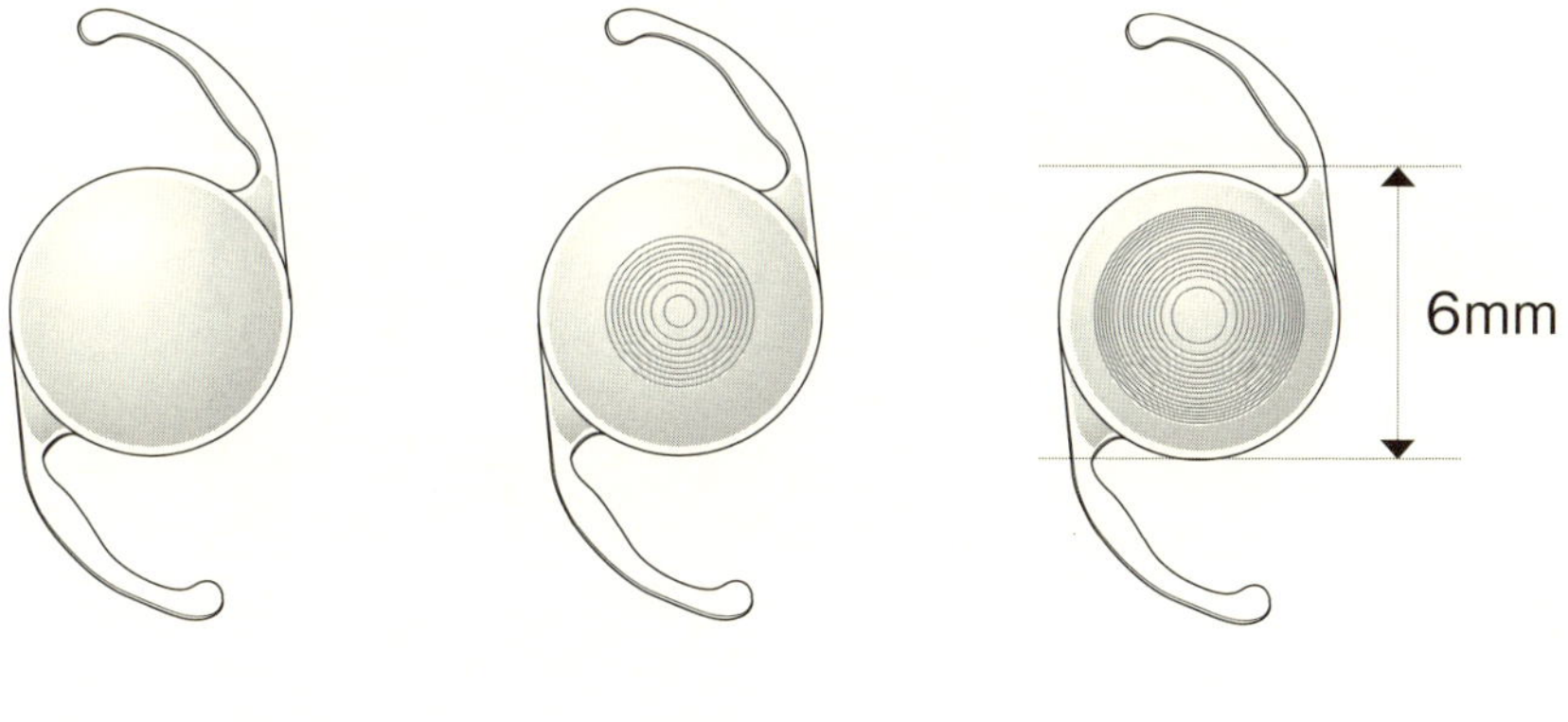

単焦点レンズ　　2焦点レンズ　　3焦点レンズ

【白内障手術後の見え方】

白内障手術前

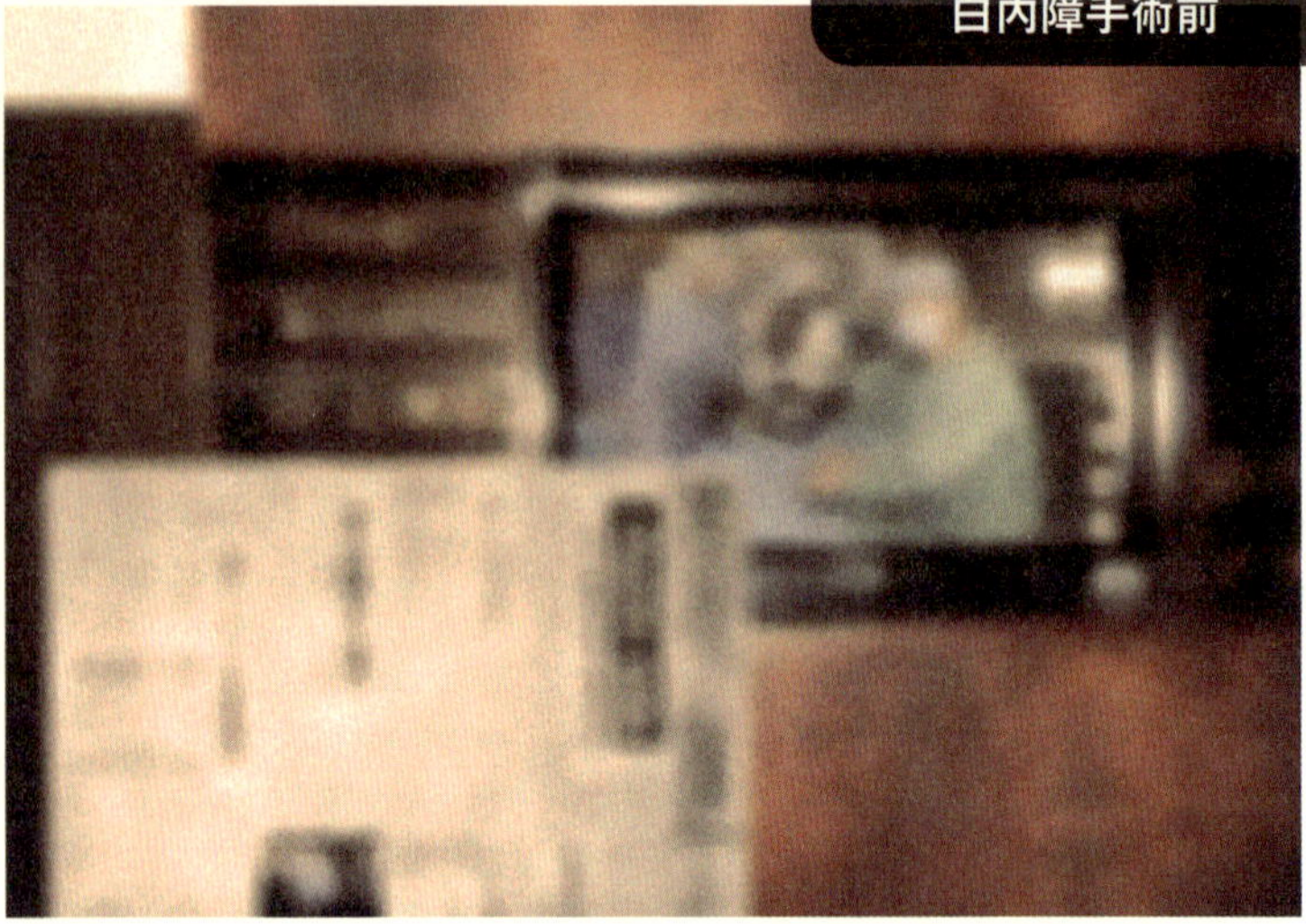

メガネをかけても、近くも遠くもピントが合わない。

眼内レンズ度数を近方に合わせた場合

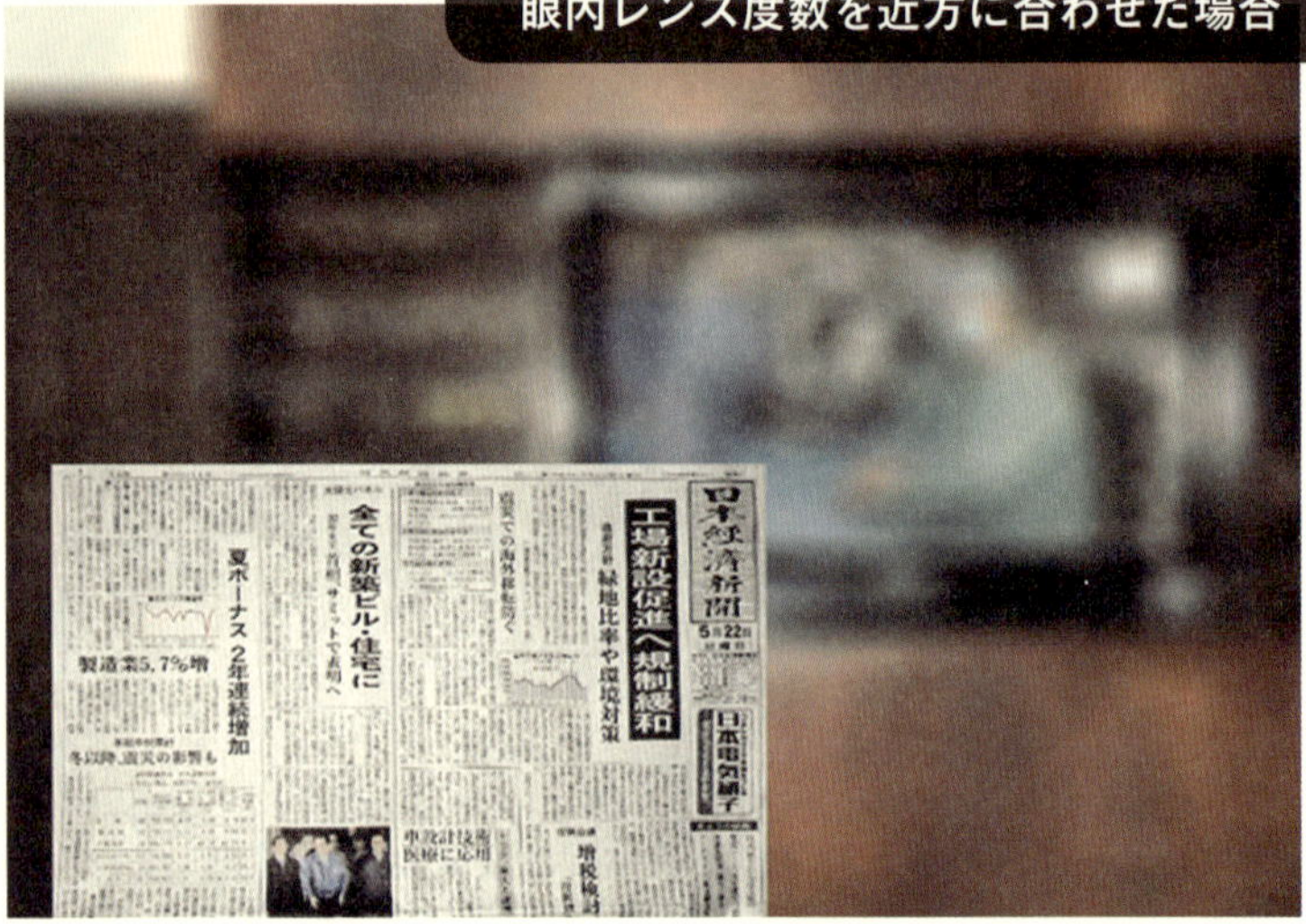

メガネなしで新聞は読めるが、テレビはぼやける。遠方の裸眼視力は 0.1 程度で、日常生活にはメガネが必要。

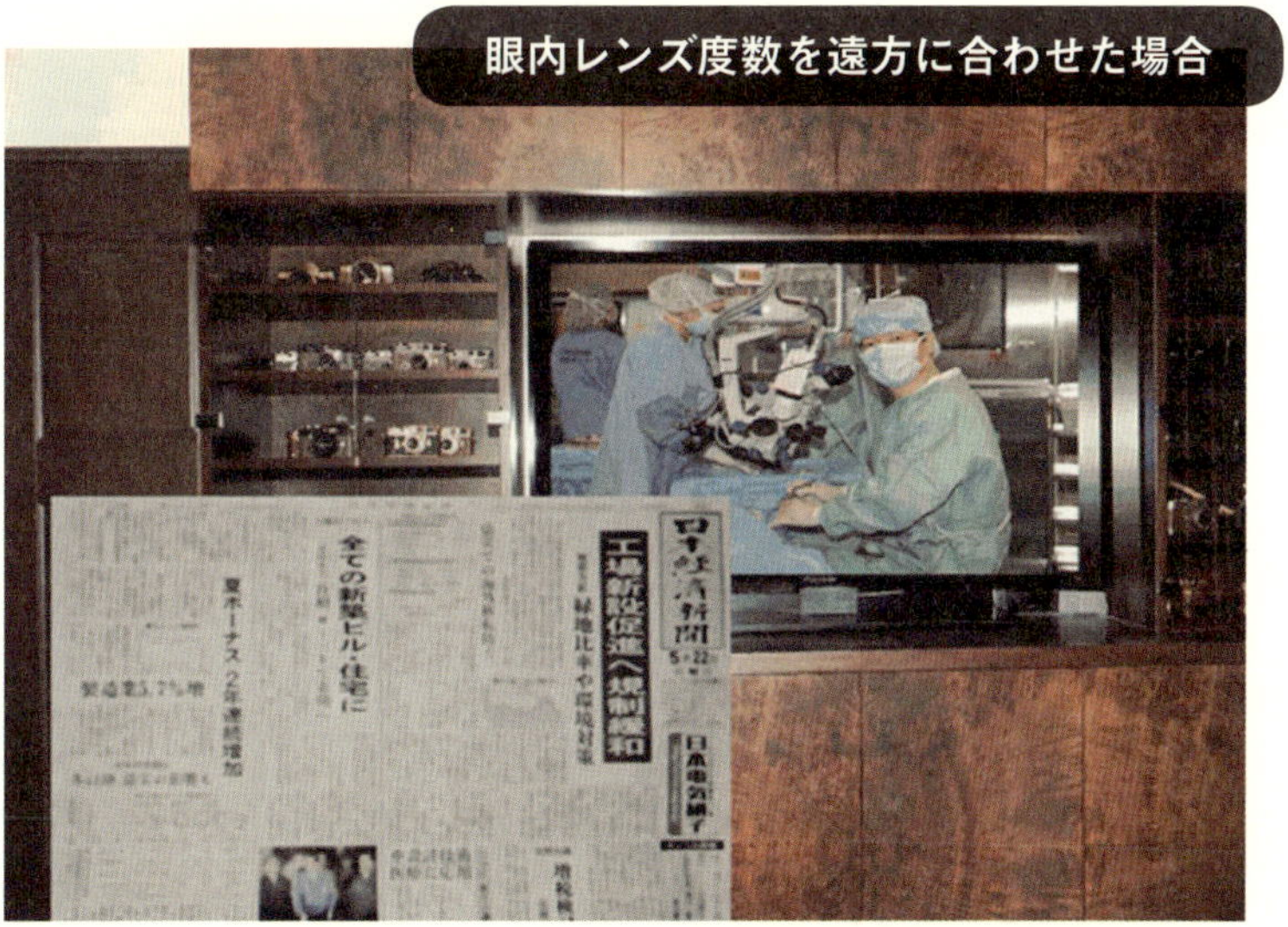

メガネなしでテレビは見えるが、新聞は読めない。日常メガネはかけなくてよいが、老眼鏡は必要。

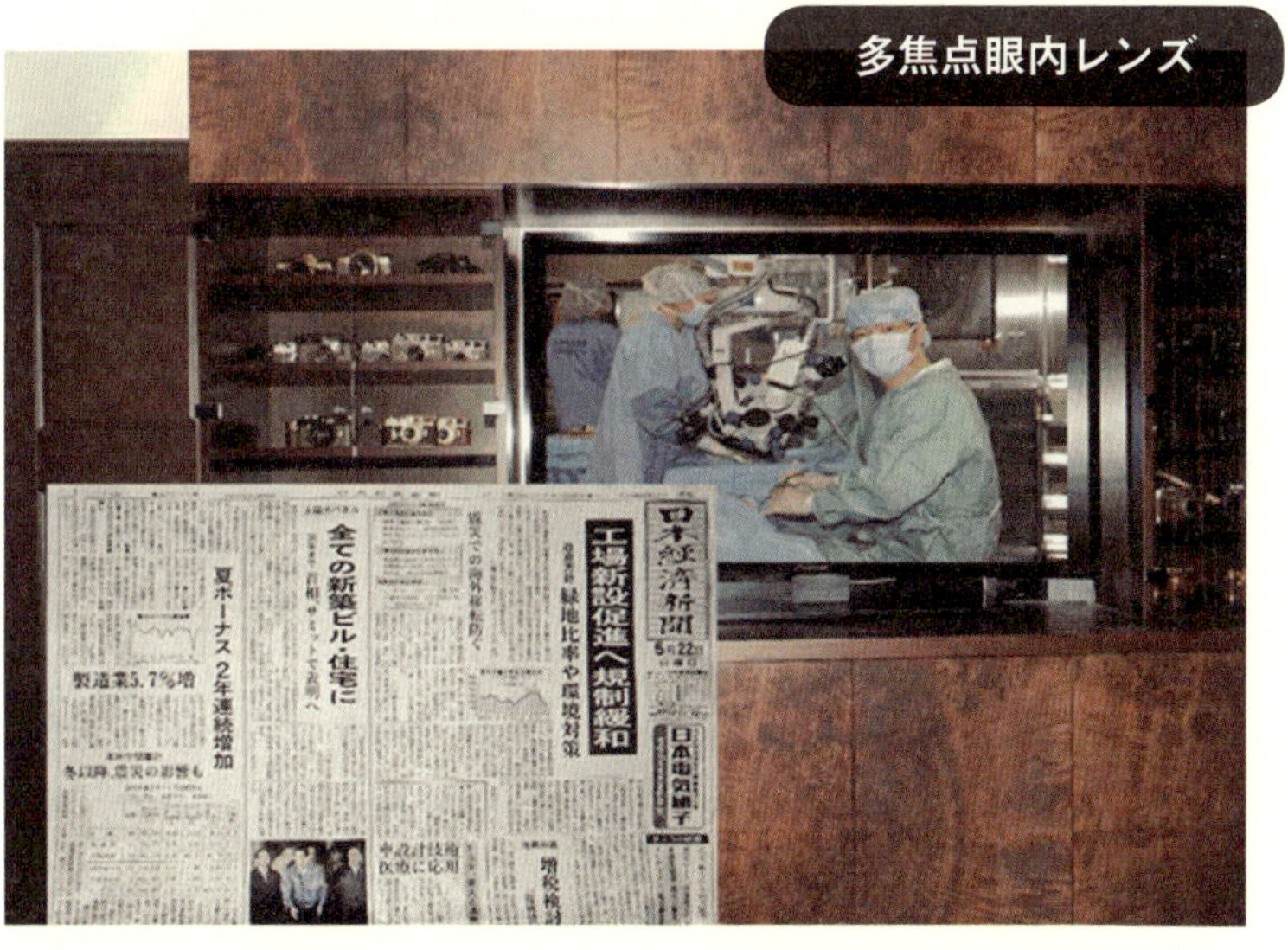

メガネなしで、新聞もテレビも見える。

手術で、どの種類の眼内レンズを入れるかによって、見え方が異なります。どのような見え方がご自身のライフスタイルに適しているか、医師と相談しながら決めましょう。

単焦点レンズを入れる場合、どのような度数の眼内レンズを入れても、メガネを使えば、どこでも見ることができます。要は「メガネをかけないときに、近くと遠くのどちらを見えるようにしたいか」という選択です。

近視でいつもメガネをかけていた人は近方合わせ、手元を見るときだけ老眼鏡をかけていた人は遠方合わせが原則です。それを反対にすると、今までメガネをかけていなかった人が、常時近眼のメガネをかけないと日常生活が送れなくなったり、今まで体験したことのない老眼の症状に戸惑う結果になってしまいます。

術後にメガネなしで過ごしたいという人は、多焦点レンズを選択することになります。ただし、そのうち、2焦点レンズには向き不向きがあり、すべての人でいい結果を得られるわけではありません。合わない人が入れると、かえって疲れやすく、不満足な見え方しかしませんので、注意が必要です。

一方、3焦点レンズは、あまり向き不向きはなく、たいていの方々が使えるものです。

chapter 5 眼内レンズには白内障を治す以外のメリットも。

単焦点レンズは一般の保険適用ですので、3割負担の場合、手術にかかる費用は片目で約5万円、両目で10万円です（薬代も含みます）。

2焦点レンズの場合は、先進医療の対象となり、両目で80万円になります。

遠くと近く、そして中間距離も見られる「3焦点レンズ」の場合、自由診療となり、両目で100万円（税別）になります。

近くが見える単焦点レンズ

もともと近視で、近くは見えるけれど遠くは見えないので、メガネをかけていた方は、手術の後も同じように手元にピントの合う単焦点の眼内レンズが適しています。

事務系のデスクワークの多い方、手芸など、手元で行う細かい作業が好きな方、読書が好きな方に適しているレンズです。

ちょうど本を読める距離（約40センチ）がよく見えて、遠くを見ると

ひみつ 41

白内障手術で、近視も治る。

きは、手術前と同様、メガネを使います。新聞の文字は読めますが、メガネをかけないとテレビ画面はぼやけて見えません。裸眼視力は0・1くらいで、視力表の一番上の字がやっと見える程度です。

この眼内レンズを入れることによって、強い近視だった方は、近視を軽くすることができます。今まで分厚く重いメガネをかけていた方も、薄くて軽いメガネで物を見ることができるようになります。

ただし、もともと強い近視で、目のすぐ近くで物を見るクセがついている方は、手術前のように近づけて見ると、かえってピントが合わなくなります。手元を見るときは、40センチほど離して見るようにしてください。

近視がごく軽い方の場合は、手元に眼内レンズの度数を合わせると、手術前より若干、メガネが厚くなり、また遠方が少し見づらくなります。

遠くが見える単焦点レンズ

もともと正視、または遠視の場合、あるいは近視でもコンタクトレンズを常用していた方は、遠くがメガネなしで見える度数の眼内レンズを選びます。

このレンズは、若いころからメガネをかけないで生活していた方、近くを見るのに老眼鏡を使っていた方、お仕事の関係などで、できるだけメガネをかけずに過ごしたいと考えている方に適しています。

テレビははっきり見えるけれど、新聞の小さな文字はぼやけるので、小さな文字を長時間読むときには、老眼鏡が必要です。

近視を完全に治し、遠くがよく見えるようになるので、日常生活ではメガネなしで不自由なく過ごすことができます。明るいところでは、大きめの活字なら読むこともできます。

ただし、コンタクトレンズを使っていた人は、眼内レンズで近視が治っても、コンタクトのように視力が出ない場合があります。コンタクトレンズは角膜の上に乗って、角膜の不規則なゆがみによって起こる乱視を

ひみつ 42

白内障手術で乱視も治る。

きれいに矯正できますが、眼内レンズは眼のなかに入ってしまうので、ふつうの眼内レンズでは角膜乱視を矯正することはできないからです（乱視がある場合、乱視矯正用レンズを入れることで、乱視を治すことができます。くわしくは148ページ）。

また、コンタクトレンズを使っている方で、40代後半から60代にかけて老眼が出てきた場合、遠くがしっかり見えるようにコンタクトレンズを合わせると、老眼がきつくなり手元が見えなくなります。この場合、近くを見るための方法は3つあり、ひとつは、コンタクトレンズの上から老眼鏡をかけて手元を見る方法。もうひとつは、遠近両用のコンタクトレンズにする方法。そして3つ目が、コンタクトレンズの度数自体を少し落とすことです。遠くが0・7ぐらいしか見えないように度数を落とすと、手元もそこそこ見えるようにできるのです。

そういう方が、白内障の手術で、遠くをぴったり見える状態にしてしまうと、遠くはよく見えるけれど、手元の老眼が強くなってしまうということになります。

老眼でコンタクトの度数を調整していた方は、コンタクトと同じように、眼内レンズも、遠くの視力を、0・7程度に度数を落とすと、裸眼で運転免許の更新ができ、手元の老眼もそれほどきつくなりません。細かい新聞を読むときには老眼鏡が必要になりますが、日常生活での不便は少なくなります。

遠近両用の2焦点レンズ

単焦点レンズでは、近くか遠くか、どちらかを見るときにはメガネが必要でしたが、2焦点レンズなら、メガネなしで近く（40センチ近辺）も遠くも見えるようになります。2焦点レンズでは、遠視や近視だけでなく老眼も治せるので、若いときのようにメガネなしの生活ができます。

ただ、見え方は、単焦点レンズにメガネを併用した場合よりも劣ります。その差はわずかですが、単焦点レンズのほうが明るくシャープに見えるので、非常に細かい作業を行う方は、単焦点レンズにしたほうがよいでしょう。

また、2焦点レンズには、いくつかデメリットがあり、向き不向きがあるので注意しましょう。

たとえば、近くと遠くの両方が見えますが、ピアノの譜面のような中間距離（50センチ～1メートル）はやや見づらくなります。2焦点レンズは、日常生活で不自由のない程度に、近くも遠くもそこそこ見たい、という方に向いています。

ひみつ 43

メガネ不要の多焦点眼内レンズ。

なお、ときどき、「遠近両用のメガネをうまく使えなかったので、2焦点レンズも同じではないか」と心配される方がいらっしゃいます。遠近両用のメガネでは、レンズの上の部分は遠くにピントが合い、下の部分は近くにピントが合うようにつくられています。したがって、階段を下りるときには、レンズの下の部分の、近くを見るレンズで足元を見ることになるため、距離感がつかめず、怖い思いをすることになるのです。

2焦点レンズは、レンズの中央部分に、光を近くと遠くの2つに分ける仕組みがあり、そのようなことは起こらないのでご安心ください。

ただ、若い方は2焦点眼内レンズの見え方にすぐに慣れるのですが、ご高齢の方は、慣れるまでに少し時間がかかることもあります。遠方は手術後、すぐに見えても、近くがなかなか慣れないという方が時々いらっしゃいます。

眼内レンズは網膜に映像を映し出してくれますが、その情報は視神経を伝わって、脳に運ばれます。目玉でものを見ていても、それを認識しているのは脳なのです。

加齢により、どうしても映像の認識能力が落ちてくるので、近くも遠くもきちんと見えるようになるまで数ヵ月かかるケースすらあります。

160ページで2焦点眼内レンズの体験談をお話しくださったメガネの三城《みき》・パリミキの創業者である多根裕詞《たねひろし》さん（株式会社 三城ホールディングス代表取締役前会長）は、当時、80歳のご年齢でしたが、脳が若いので、2焦点眼内レンズを存分に使いこなしていらっしゃるのですね。

多根さんが手術した当時の2009年、多焦点レンズは2焦点レンズしかありませんでした。多根さんが「眼内レンズはもっと進化するはず」とおっしゃっているように、この後、眼内レンズはさらに良いものがつくられています。

近くも中間距離も遠くも見える3焦点レンズ

これまでの2焦点レンズでは、中間の距離、50センチから1メートルの距離が見えづらいということがありました。それが、3焦点レンズによって、近くと中間距離、そして遠くまで、すべての距離をカバーできるようになったのです。

下のグラフは、それぞれの眼内レンズを入れたとき、どこがどのように見えるかを示すもので、横軸が目からの距離、縦軸が視力を表しています。

単焦点レンズで、遠くにピントを合わせた場合では、遠くは1・0以上の視力が出ますが、手元は0・1や0・2程度の視力になりますので、老眼鏡が必要になります。

2焦点レンズでは、手元の30、40センチぐらいは0・8ぐらいまで見えますし、

【3種類のレンズの視力と距離】

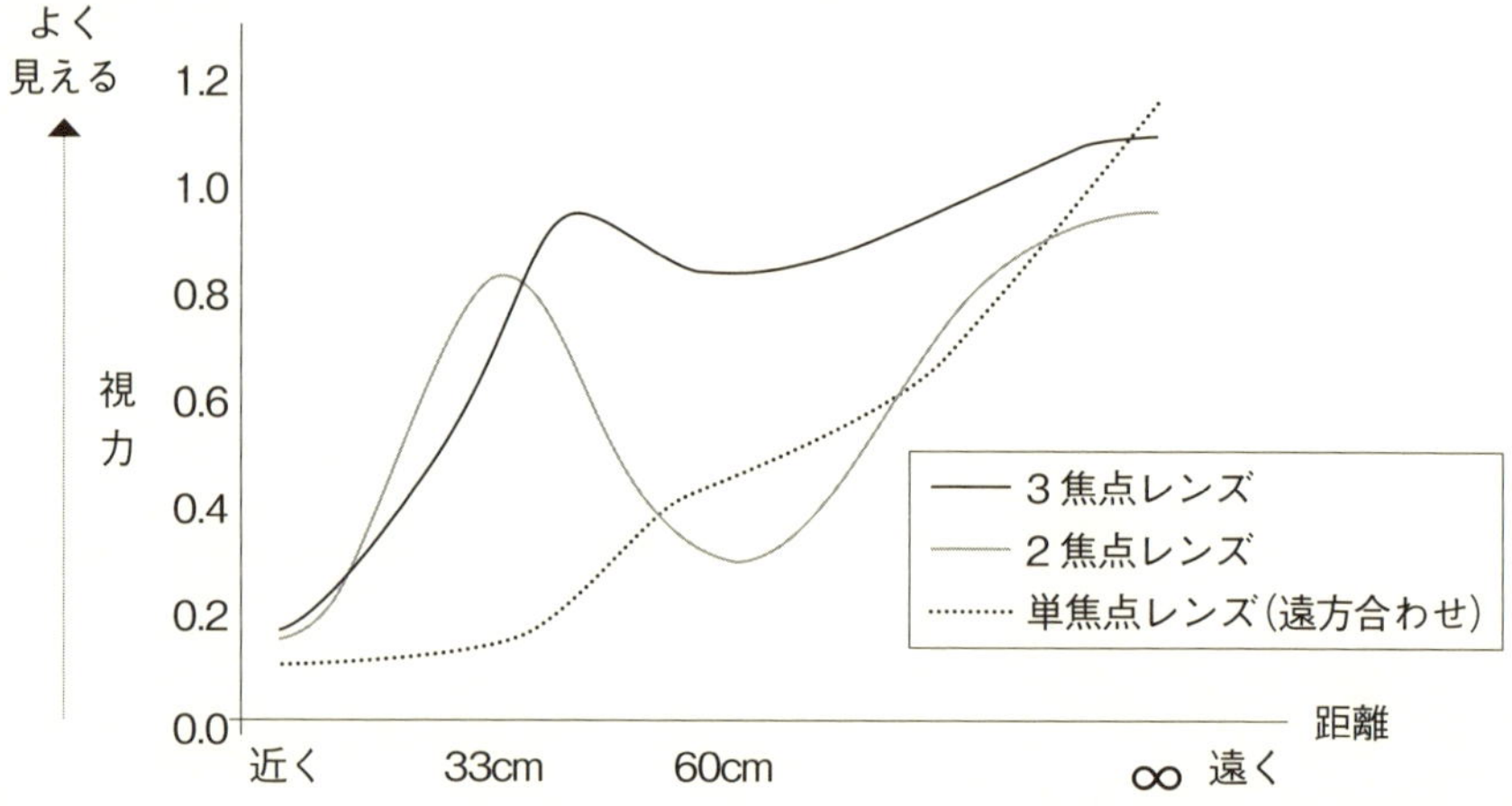

出典：2016 ESCRS F. Poyales

ひみつ 44

近くから遠くまで、すべて見えほぼ誰もが使える3焦点レンズ

遠くもちゃんと見えますが、60、70センチの距離に視力の落ち込みがあります。この距離は、たとえばデスクトップのパソコンでお仕事する場合の画面と目の距離、お料理するときの包丁の先の距離で、その程度の距離が見えないという欠点があったのです。

そこを補うような3焦点レンズが、複数のメーカーから出てきました。グラフを見てもわかるように、手元から中間距離、遠くまですべて0・8から1・0あたりで見えています。

実際、手術が終わり、患者さんが起きあがってすぐに、遠くの壁にある時計も、中間距離にある血圧計の数字も、自分の手相も見えるとおっしゃいます。

2焦点レンズの場合には、手元を見るときは、明るいところで大きめ

の文字を見るなどのトレーニングが必要で、ご高齢の方は、慣れるまで時間がかかる方もたくさんいらっしゃったのですが、3焦点レンズは、そのような練習なしで、すぐに見えるというケースが多いのです。

また、2焦点レンズでは、夜間に光を見たとき、光のまわりにはっきりした輪が見えるというデメリットがありました。3焦点レンズの場合は、多少、光がにじみとしては見えるけれど、気にするほどではないとおっしゃる方がほとんどです。

2焦点レンズの場合、患者さんが希望されていても、お勧めできないことも多かったのですが、3焦点レンズはほとんどの方にお勧めできます。たとえば、非常に細かい作業の必要があるお仕事、歯医者さんで歯の治療をするなどの緻密な作業を要するお仕事でなければ、多くの方が使いこなせるレンズです。

3焦点レンズはいまのところ、先進医療の適用がとれていないため、自費診療となり（2018年3月現在）、100万円以上かかります。この先ずっとメガネやコンタクトレンズがいらないということで、3焦点レンズを選ばれる方も多く、メーカーがつくるレンズも、2焦点から

3焦点へ移行しつつあります。

もちろん、メガネやコンタクトレンズが苦にならないのであれば、単焦点レンズでも、同じ環境が得られます。ご自身のライフスタイルにあった眼内レンズを選ばれることがいちばんです。

多焦点レンズが適していないケース

多焦点レンズは、近視も遠視も老眼も治ってしまいますが、決して誰にでも合う夢のレンズではありません。とくに2焦点レンズは、適していない方も多くいらっしゃいますので、事前にしっかり確認しましょう。

ひみつ 45

多焦点レンズは、夢のレンズではない。

目に白内障以外の疾患がある方、糖尿病網膜症《もうまくしょう》や、加齢黄斑変性症《かれいおうはんへんせいしょう》、緑内障など、光の感じ方に何らかの異常のある方にはお勧めできません。網膜や視神経が弱っている場合、多焦点レンズではいっそう見えにくくなってしまうのです。

また、2焦点レンズの場合、昼間は問題ありませんが、夜間、街灯の光や車のヘッドライトなどを見た際、光のまわりに輪が見えます。レンズがひとつの光を近くと遠くとに分けて、ピントを合わせるからですね（3焦点レンズの場合、先ほどお話ししたように、多少の光のにじみが出る程度のようです）。夜間の車の運転を職業にしている方、たとえばタクシーや長距離トラックの運転手さんなどにはお勧めできません。

そして、多焦点レンズを入れるのであれば、両目同時に手術を行い、同じ種類のレンズを瞳の真ん中に入れることが大原則です。片目だけ手術して、多焦点レンズを入れるというのは、大抵の場合、うまくいきません。左右の焦点の位置が違うからです。

同様に、すでに片目の手術が済んでいて、通常の単焦点レンズを入れている方には、多焦点レンズを移植できません。

また、多焦点レンズは、瞳の真ん中に入れないと機能しません。過去に受けた外傷などで、レンズを吊るチン小帯《しょうたい》が弱っている方は、眼内レンズが術後にずれる可能性があるので、状況によっては単焦点レンズにかえなければいけないこともあります。

いったん目のなかに入ってしまったレンズは、簡単には取り替えられないので、十分検討したうえで決めるようにしましょう。

多焦点レンズに向いている性格とは？

別の病院で多焦点レンズを希望したが、適していないと診断された。

ひみつ 46

多焦点眼内レンズはおおらかな人向き。

それでも絶対に術後はメガネをかけたくないので、多焦点レンズを入れてもらいたい——手元に眼内レンズの資料を山ほど抱え、そうおっしゃる患者さんが時々いらっしゃいます。

残念ながら、この患者さんは、明らかに多焦点レンズに向いていません。メガネなしで生活できればいいな、という程度の気持ちで手術に臨まれる患者さんは、術後100パーセント大満足されます。しかし「絶対に」メガネをかけたくないという、完璧主義の神経質な患者さんの場合、たとえ術後視力のデータが良くても、多焦点レンズの見え方には満足できません。多焦点レンズの選択基準には、細かいことを気にしない、おおらかな性格も必要なのです。

乱視を治せるトーリックレンズ

従来、乱視の強い方は、多焦点レンズをお勧めすることができませんでした。高い値段を払って手術しても、結局、乱視矯正用のメガネが必要になるからです。

乱視矯正用の眼内レンズは、海外では2006年ごろから広く使われていましたが、日本では認可されていませんでした。それが2008年に認可され、乱視も白内障手術で治せるようになったのです。

私が手術を行うクリニックでは、乱視のある患者さんで、トーリックレンズが必要な方にはすべて、このレンズを入れています。現在、私たちのクリニックで手術する患者さんのうち、約5割弱の方々が、乱視矯正用レンズを使っています。

乱視は、眼球のかたちが原因で起こり、乱視の目は、上下、左右、斜

ひみつ 47

半数弱の方が乱視矯正用レンズを。

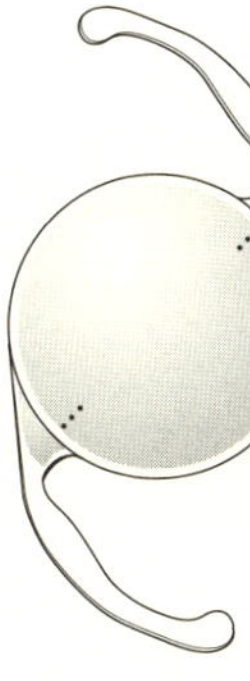

単焦点のトーリックレンズ
（乱視矯正レンズ）

めなど、どちらかの方向へ押しつぶしたかたちをしています。目玉のゆがみの方向を乱視の軸と呼び、メガネをつくるときには、近視や遠視の度数だけでなく、乱視の度数と軸をどちらの方向に合わせるかを調べます。

乱視は、ふたつの場所のゆがみが原因で起こります。ひとつは眼球のいちばん表面にある角膜（コンタクトレンズは、角膜の上にのります）がゆがんで起こる角膜乱視。もうひとつは、レンズの役割の水晶体がゆがんで起こる水晶体乱視です。

水晶体は白内障手術でとってしまい、そのかわりに新しい眼内レンズが入るので、水晶体のゆがみはなくなります。ですが、もともと角膜がゆがんでいる場合、乱視はそのまま残ります。

ごくまれなケースですが、角膜のゆがみと水晶体のゆがみとが、お互いを打ち消し合い、乱視が消えている人がいます。そういう人の場合、手術の前には乱視がないけれど、水晶体をとってふつうのレンズを入れると、角膜の乱視だけが残り、かえって術前よりも見え方が悪くなることがあるのです。

かつては、角膜がゆがんでいる場合、単焦点レンズで手術した方は、近くにピントを合わせても、字がぶれて読めなかったり、遠方に合わせても光が彗星《すいせい》のように尾を引いて視力が上がらず、乱視用のメガネをかけなければいけませんでした。乱視のメガネは、乱視の度数が強いほど像がゆがみ、疲れやすいメガネになってしまいます。

乱視の強い方が多焦点レンズを希望されても、結局、メガネで乱視を矯正することになりますから、80万円近くかけて多焦点レンズにしなくてもいいのでは……とお断りしてきました（もしくは、多焦点レンズを入れてから、角膜乱視をレーシック手術で治すこともできますが、この手術も20万円ほどかかります）。

こうした乱視の問題を解決してくれたのが、乱視矯正用の「トーリックレンズ」です。眼内レンズに乱視の度数が入っているので、白内障を取り除いた後、角膜乱視を打ち消すことができるのです。

トーリックレンズは、海外では多焦点眼内レンズと同様、プレミアムレンズと呼ばれ、手術には非常に高額な費用がかかります。ところが、日本では保険適用の通常の眼内レンズとして扱われていますので、患者さんはまったく同額の保険負担で、このレンズを使った手術を受けることができます。

乱視矯正用レンズのための検査と手術

トーリックレンズを入れる際には、まず、手術前の検査で、角膜の状態やカーブを調べ、コンピュータ解析して、乱視の状態をくわしく把握します。

通常の角膜乱視（角膜が上下方向など、どちらかの方向に押しつぶされたようなかたちの正乱視）であれば、トーリックレンズできれいに治せますが、たとえば、昔、トラコーマ（角結膜の感染症）になったことがあるとか、目に傷があって、角膜の表面がデコボコになっているような乱視（これを不正乱視といいます）の場合には、乱視矯正用レンズを入れても、あまり効果がありません。乱視がどのようなものかを調べるために、角膜形状解析装置という器械で、角膜のかたちを解析します。

ひみつ 48

単焦点の乱視矯正用レンズは通常レンズと同じ金額で。

その後、トーリックレンズの度数の計算をします。通常の眼内レンズの計算に加えて、どちらの方向に角膜がつぶれているかを調べ、トーリックレンズを入れる角度を決めるのです。

手術前には、どの方向に眼内レンズを移植するか、乱視の軸を眼球にマーキングし、その位置に正確に眼内レンズの方向を合わせて入れます。

通常の眼内レンズは、どの方向に入れてもかまわないのですが、乱視矯正用レンズの場合、乱視の軸に合わせた角度でレンズを入れなければいけません。レンズの角度が1度ずれると、乱視矯正効果が3パーセントなくなり、33度以上ずれると、乱視矯正効果がなくなるばかりか、逆に乱視が出てきてしまいます（手術する際、乱視の軸を表示し、正確な軸合わせを可能にした装置が市販されていますが、これは数千万円もする高額な器械です。私は、数千円のカメラの電子水準器を利用し、高精度に乱視の軸を決めることができる装置、電子式トーリックマーカーを開発しました。数万円のコストで、数千万円のシステムと同等の働きをするものですが、まだ広く普及するまでには至っていません）。

手術の精度も大切で、白内障の手術の創口《きず》が大きくなりますと、手術によって角膜のひずみが出て、トーリックレンズを入れても、不規則な乱視をつくってしまいます。ですから、小さな創口で、きれいな手術をし、なおかつレンズの方向もぴったり合わせる必要があります。

お話ししたように、海外では、乱視矯正用レンズは自費診療ですので、高額のコストがかかります。日本では、レンズのメーカーが、通常の保険診療ができるレンズと同じ扱いで厚労省に申請を出したため、単焦点レンズの場合、トーリックレンズを使っても、ふつうの単焦点レンズを使っても、患者さんの自己負担は、まったく同じ金額です。

ただ、病院がメーカーから購入する際、乱視矯正用レンズの価格は、通常の眼内レンズよりはるかに高いので、一般病院では敬遠され、あまり普及していません。保険診療での白内障手術で病院が得る収入は、眼内レンズ代込みで、片目で約12万円。しかし、乱視矯正用のレンズは、1枚あたりの定価が約14万円。病院は赤字になってしまい、術前の検査にも手術にも手間がかかり、病院側にとってはメリットがないのです。

ですが、患者さんにとっては、トーリックレンズによって、もともとある乱視も矯正することができます。多焦点のトーリックレンズを入れれば、老眼も乱視もきれいに治すことができるのです。

残念ながら、日本ではあまり使われていませんが、乱視矯正用のレンズが広まれば、眼内レンズの単価が下がる可能性もありますので、ぜひ患者さんが望まれる治療を選択していただければと願っています。

164ページで白内障手術体験をお話くださっている、ゴダイゴのタケカワユキヒデさんは、3焦点の乱視矯正用レンズを移植されました。

ひみつ 49

多焦点トーリックレンズで老眼も乱視も治る。

ぜひ参考になさってください。

なお、先ほど、乱視矯正用レンズを移植できない種類の乱視、不正乱視について触れましたが、このタイプの乱視の方や、白内障手術の後に乱視が出てしまった場合、レーシック手術を受けるという選択肢があります。レーシックは近視を治すだけの治療法と考えられがちですが、乱視も治すことが可能で、白内障手術後に、残った角膜乱視をレーシックで治すことができます。ただ、角膜の厚さによっては、レーシックができないケースもありますので、事前の確認は必要です。

ピントの合う幅を広げるレンズ

世界の眼内レンズのメーカーは、さまざまな新しい眼内レンズをつくっています。まだ、あまりいい効果が得られていず、普及はされていないものですが、どのようなものがあるか、少しご紹介しましょう。

焦点深度《しょうてんしんど》拡張型多焦点レンズ（ＥＤＯＦレンズ）という、焦点深度を深くし、ピントの合う幅を広げるような多焦点レンズの一種が、一部のメーカーによってつくられています。いままでの2焦点レンズでは、光を見たときに輪が見えていたのですが、それが少ないレンズです。

中間距離から遠くは、そこそこ見えるのですが、手元が十分見えないというデメリットがあり、手元にはメガネが必要なので、他の多焦点レンズに置きかわるようなものではありません。

ひみつ 50

新しい眼内レンズのすべてが良いわけではない。

単焦点を多焦点に変えるレンズ

既に単焦点眼内レンズで手術されている目に、もう1枚、薄い多焦点レンズ「アドオンレンズ」を移植して、遠近両用の視力を得ようというものです。

ヨーロッパで製品化され、自費診療で使われ始めていますが、最初から多焦点レンズを移植する場合より、結果は劣ります。

レーシックのカルテは必須です

白内障手術をした目にレーシックができるとお話ししましたが、「レーシックをした目の白内障手術」は、ちょっと厄介《やっかい》です。レーシック後は、眼内レンズの度数を正確に決めることが困難だからです。

移植する眼内レンズの度数は、目の大きさ（眼軸長）と角膜のカーブから計算します。レーシックをした目は、角膜が不規則なかたちで削られているため、正確な角膜のカーブを通常の方法では求められないのです。

レーシックをする前の目がどういう状態で、どの程度近視を治したか

ひみつ 51

手術後のレーシックは可。レーシック後の手術は難。

というデータがあると、ある程度正確に眼内レンズの度数を決めることができます。しかし、そのデータがない場合、通常の計算式で決めた度数のレンズをそのまま入れてしまうと、術後に強い遠視となり、近くも遠くも見えなくなってしまいます。

法律によって定められたカルテの保存期限は5年間なので、それ以前に受けたレーシックのデータをもらおうとしても、当時のカルテが保存されていないことがよくあります。

レーシックを受けられた方、これから受ける予定のある方は、必ず自分の目のデータをもらって、将来の白内障手術に備えましょう。

白内障手術体験レポート

メガネなしでここまで見えるのかと衝撃でした。

㈱三城ホールディングス 代表取締役前会長
多根裕詞さん

1931年生まれ。株式会社三城は、父親の多根良尾氏が1930年に創業した時計店に始まり、裕詞氏が引き継ぎメガネ専門店へ移行。現在では国内外で950以上の店舗を持つ。2009年に両目を手術し、遠近両用の2焦点レンズを移植。

生きていくうえで、どう若さを保つか、これは非常に大きなテーマです。よく「いい年をして」などと言いますし、年をとったらほどほどにというのが、従来の考え方だったでしょう。僕は、白内障の手術を受けることは、そういった価値観を打破する機会になると思うんです。

白内障の症状としては、視力が落ちてきて、以前は矯正視力が1・2まであったのに、メガネをかけても0・4しか見えなくなりました。そして、お月さんが二重、三重に見えるようになった。気持ちのうえでも変わってきて、どうも怒りっぽくなったように感じました。以前はもう少し生き生きしていたのに、このまま年を取っていくのかな……と感じるようになってしまったのです。

実は僕の妹も白内障で、赤星先生の手術を受けていたこともあり、自分も白内障に違いないと、すぐに赤星先生のところに行きました。

僕は両目とも一度に手術して、近くも遠くも見える多焦点レンズ（2焦点レンズ）を移植しました。ふつうはメガネ屋だったら、単焦点レンズにして、メガネを併用すると思うのですが、ちょっとアマノジャクなところがあるんですね（笑）。

多焦点レンズを移植する人は、欧米に比べて、日本では0・5パーセントとまだ少ないようですが（2011年時点）、これはすごいものです。メガネなしで、ここまで見えるのかと衝撃でした。目のなかにメガネが入ってしまったと感じた（笑）。

「そんなことをメガネ屋が言ったら……」と、まわりの人からよく言われるのですが、これからは目のなかにメガネが入る時代が来るのではないでしょうか。僕は眼内レンズではなく「眼内メガネ」と呼んでいます。

遠近両用の多焦点レンズには欠点もあり、近くと遠くはかなりよく見えますが、中間がちょっと見えにくい。それに、自動車のヘッドライトがまぶしく見えるので、夜間運転される方には向いていないですね。

眼内レンズは、これからもっと進化するはずです。白内障の治療に関連する技術の開発は、これからの社会の基幹産業になるほど重要です。僕は高齢化社会を、「長寿社会」と呼んでいますが、長寿社会を変える、すべての人に希望を持たせる技術だと思います。私どももメガネ会社として、新しい創造性開発を担えるのではないかと楽しみにしているんです。

目が変われば、脳も変わるはずです。目から入ってくる情報量が増えれば脳が活性化されます。脳が若返って、みんなが若くなるのです。

人生観が変わって、お洒落をしようという気持ちもわいてくるし、好奇心の指数もまったく変わってきます。

僕が手術した時期は、ちょうどiPadが発売されたころでした。それまではパソコンやインターネットなどはやらなかったのですが、ワンタッチで操作できるし、きれいに見えるので、面白くて今では常に持ち歩いています。この時代に手術を受けることができて、非常に感謝しているんです。

少しでも不自由があったら、早く手術したほうがいい。「手術後の人生、若くある時間を失いますよ」、といつも言っています。

手術のおかげで夢のような生活をしています。

作曲家・ゴダイゴヴォーカル
タケカワユキヒデさん

1952年生まれ。1976年ゴダイゴ結成。ヴォーカルと作曲を担当し、「ガンダーラ」「銀河鉄道999」などのヒット曲を生む。2017年に両目を手術。3焦点の乱視矯正用レンズを移植。

もともと、近視も老眼も強くはなかったんです。近視用のコンタクトは両目ともマイナス1・0でしたし、老眼用のメガネをわざわざ作るほどではありませんでした。裸眼でも、両目で0・6

ぐらいは見えていましたから。でも、手術の2年ぐらい前から、近くも遠くも、焦点がはっきりと合わなくなったんです。

メガネ（近視用と老眼用両方）やコンタクト（近視用）を使っても、ものがはっきり見えることがなくなってしまって、まあ、大変でした。とうとう意味がないので、メガネは全部、度を付けない変装用にしてしまいました（笑）。

見えなくなって、まず困ったのが文字でした。とくに漢字は何重にもなってしまうので、読むのが難しくて。数字も小さくなると、5なのか6なのかわからない。文字を見るのが嫌になってしまって、信じられないことに、今まで60年以上も読み続けてきた好きな少年漫画も読むのが辛くなり、読まずに積んでおく漫画週刊誌が増える一方。

テレビを見るのも大変でした。なにしろ、42インチの画面に50センチぐらいまで近づかないと、出演者が判別できないんです。家族と一緒に見る場合は、そんなに近くにいるとみんなの邪魔になるから、みんなと一緒に3メートルぐらい離れて、ぼんやり見える画面とセリフから、今、こういう場面になっているだろうって想像しながら見てました。まあ、離れ業《わざ》ですね。

一番死活問題だったのは、コンサートのとき。立ち位置の2メートルほど前方に、歌詞を見るための27インチのディスプレイを置いて使っているのですが、そのディスプレイで55か60のフォントを使った3センチ角の文字が、やっと読めるぐらいでした。そうすると、ひとつのページに4行ぐらいしか書けないので、すぐページをめくらなくちゃいけなくて大変でした（笑）。

そのころ、妻が、赤星先生に白内障の手術をしてもらうことを決めてきたんです。

妻は小さいときから極度な近視で、そのときも、コンタクトは両目ともマイナス16。なかなか手に入らないほどの強さでした。妻はメガネをかけても、なかなか視力が上がらないタイプでしたが、コンタクトは目に合っていたようで、よく見えるようになるので、若いころから車の運転が好きでした。そのおかげで、楽チンなことに、助手席が僕の指定席でしたね（笑）。

その妻が運転をしたがらなくなったんです。何かあるなと思っていたら、いきなり、手術を決めたと言われてびっくりしました。妻は、手術の後、2日間入院したのですが、手術してすぐに、その病室の窓から外を見て、5メートルぐらい先にある木の葉っぱがはっきり見えると感激しているんです。もちろん、裸眼で。

こんなことは生まれて初めてだ、と言っていました。僕は、この言葉で、すぐに、赤星先生に手術をしてもらうことを決めました。

僕は漫画が読めて、コンサートのときのディスプレイが見えればいいので、近くに焦点が合うレンズにしてほしい、とお願いしたのですが、そうするとせっかく見えている遠くが今より見えなくなってしまう、それに2メートル離れているディスプレイは無理だと指摘され、悩みました。

先生からは、最初は遠くに焦点を合わせるレンズを勧められました。ただ、その場合、手元とピアノの楽譜などの距離（50センチくらい）も見えにくくなるそうで、漫画はメガネで読んでもいいけれど、コンサートでメガネをかけるタイプではないので、それも困ると話したら、3焦点の多焦点レンズがあるから、それでどうでしょう、と勧められました。

結果、3焦点レンズで、本当に良かったです。何もかもがハッキリ見えて夢のような毎日を送っていますから。

手術前は、それまで人生で手術台に乗ったことが一度もなかったので、少しの不安と興味が入り混じって、ドキドキしていたのを覚えています。

手術が始まってからは驚きの連続でした。始まっても、目は見えたまま。天井の照明がはっきりと見えていました。麻酔をしているので痛みはないのですが、先生が説明をしながらメスを入れる瞬間はやはり感触がありました。これは手術だ！と思いましたね（笑）。

そのあとにギョッとしたのは、水晶体を割って吸い取る作業のときでした。いきなり、目の前が灰色になりました。明暗はわかるので、まるで、世界が砂の塊《かたまり》になってしまったようでした。そして、一番、素晴らしかったのは、その後に、レンズを入れますと先生がおっしゃって、水晶体の袋にレンズが差し込まれたときです。いきなり、くっきりと照明が見えたんです。これはすごい！と感激しました。

手術後すぐから、何もかもがよく見えるのでびっくりです。まるで、20歳のときに戻ったようです。

今、遠くは片目ずつ1・2まで見えて、両目で1・5。遠くにある文字がはっきり見えます。タクシーに乗っているときも、つい遠くや、何台も前を走っている車を見てしまいます。長い間、はっきりと見えることがなかったので、とても新鮮なんです。

近くは商品に書かれている注意書きまで裸眼で読めるので、正直、夢のようです。だいぶ前から、商品に、あんなに小さな文字で注意書きや、内容物の説明が書いてあるなんて「読むな！と言っているのと同じだ」と、よく文句を言っていたのですが、今は、許してもいい気分です（笑）。

若いときから少し乱視があって、手術のときに、その矯正もしてもらったのですが、自分が乱視だったことも忘れていたぐらい、すごく自然です。とにかく、裸眼が一番よく見えて、疲れないんです。乱視を矯正してもらったことも、関係していると思います。

老眼が出てきてから、それまでなかったのに、ものが二重に見えたら、それは乱視ではなく、白内障なのだそうです。そんな方にはぜひ、手術をお勧めします。

chapter 6

手術後のケアで、一生の視力を確保しましょう。

はじめの1ヵ月が肝心です

「手術直後は、あまり目を使ってものを見ないほうがいいですか」と聞かれることがよくあるのですが、見ること自体は、まったくかまいません。

ただ、手術がいくら短時間で終わるといっても、決して簡単な処置ではないので、手術後のケアはとても大切です。

手術直後の1ヵ月間を丁寧にケアすることで、その後、一生分の視力を確保することができます。この大事な期間に無理をしてしまうと、将来的に問題が生じるケースもあるのです。

手術後の最初の1ヵ月間は、十分用心して過ごすようにしましょう。

ひみつ
52

術後しばらくは絶対に目をこすらない。

創口《きず》が固まるまでは要注意

手術した直後は、細菌感染が起こるのがいちばん怖いことです。創口は固まるまでに時間がかかります。

術後1週間以内は、目を強くつぶったり、こすったりすると、創口が簡単に開き、ばい菌が入ってしまうこともあります。はじめの1週間はとくに気をつけて、ぜったいに目を強くつぶったり、こすったりしないでください。

夜間も、寝ている間に無意識に目を触ってしまうといけないので、術後5日間はプラスチックのゴーグルをつけてお休みください。

また、手をきれいに洗って、清潔にして過ごすようにしましょう。

5日間は洗顔を控える

術後5日間は、ジャブジャブ水をかけて顔を洗うのは控えてください。顔は、目のまわり以外をタオルで拭《ふ》いて清潔にしましょう。

入浴、首から下のシャワーはかまいませんが、洗髪は術後1、2日は控え、それ以降、どうしても必要な方は、美容院での洗髪のようにバックシャンプーで、顔に水がかからない状態で洗うようにしてください。

5日を過ぎれば、普通に洗顔、洗髪（目は閉じて行いましょう）、入浴していただいてかまいません。ただし、その後は、必ず抗菌剤の点眼薬をさしてください。

メイクは、目のお化粧でなければ、5日を過ぎればかまいません。目のまわりのお化粧（アイシャドウ、マスカラ、アイラインなど）は、術後3週間を過ぎるまでは控えましょう。

200ページで手術体験をお話しくださった女優の中村玉緒さんは、手術直後からテレビ出演のお仕事があり、目のまわりのお化粧が必要でした。お化粧をするには少し早い時期だったのですが、私がお化粧落としをさせていただく約束で、特別許可となりました。お仕事の終わった深夜、病院でこっそりお化粧落としをさせていただきました。

ひみつ 53
目のまわりのお化粧は3週間を過ぎてから。

点眼薬は1～2ヵ月

手術直後は、3種類の点眼薬をさします。細菌感染を予防するための薬と、炎症をとるための薬を2種類、合計3種類の点眼薬を1日4回、点眼します。

点眼する際は、目のまわりを専用の滅菌コットンできれいに拭いてから行いますが、その際、点眼薬の瓶の先が、まつげや皮膚に触れないように注意してください。

点眼の順番はありませんが、それぞれの点眼薬をさす間隔は、2〜3分間あけましょう。立てつづけに点眼薬をさしてしまうと、薬が薄まって効果が弱くなってしまうのです。

炎症の状態によって、術後1〜2週間目で点眼薬は2種類に減りますが、点眼は1〜2ヵ月間つづけていただきます。

手術後の見え方

核白内障が進行して、水晶体が硬く、茶色くなってしまい、絶えずサングラスをかけてものを見ていたような方は、手術後、急にきれいな眼内レンズを通して見るようになるので、色彩に若干、違和感を感じることもあります。また、光の通りが急に良くなるので、まぶしさを感じる方もいます。すぐに慣れますが、もし、まぶしさが気になるときは、サングラスをかけてもいいでしょう。

なお、手術は、できるだけ目に対するダメージが少ないように気をつけていますが、進行した白内障の場合には、たくさんの超音波を使うので、どうしても一時的に角膜がくもってしまうことがあります。「明るくはなったが、霧がかかったようで見づらい」とおっしゃる方もいますが、それはほんの一時的な症状です。時間とともに改善しますので、ご安心ください。

日常生活やスポーツは?

【家事】

散歩や買い物、日常の炊事は、まったく制限ありませんので、ふだん

ひみつ 54

それぞれの点眼薬は2、3分の間をあけて。

通りに行ってください。

ただ、下を向いて力《りき》むことは避けてほしいので、あまり重い物を持つのは控えましょう。力仕事、布団の上げ下ろしなどは、1週間は控えてください。

【車の運転】

車の運転は、視力が0・7以上あればかまいません。ただ、距離感が変わって見えることがあるので、十分気をつけましょう。

【運動】

振動が加わったり、汗が目に入るとよくないので、運動は術後2～3週間は控えてください。3週間を過ぎたころから少しずつ始め、3ヵ月間は無理をしないように注意しながら行いましょう。水泳も、ゴーグルをつければ、2ヵ月以降に行っていただいてかまいません。

3ヵ月を過ぎれば安心ですので、フルに運動を楽しんでください。

ひみつ 55

読書はOK。力仕事はしばらく控える。

メガネをつくるのは、手術から1ヵ月以降に

白内障の手術後は、水晶体を完全に取り替えていますので、メガネの度数は変わり、今まで使っていたメガネは合わなくなります。新しいメガネは、目の状態が安定し、創口の状態が落ち着く、術後1ヵ月以降につくります。

ただ、白内障が進行してしまい、水晶体がガチガチに硬くなっている場合は、手術で目にかかる負担が大きく、創口の腫れも強くなるため、落ち着くまでにもう少し時間がかかります。

手術の創の状態は診察でわかりますので、医師の許可が出たときに、正式なメガネをつくるようにしましょう。

手術で度数が大きく変わった場合は、仮のメガネを処方することもできます。いままで持っていたメガネで問題ないようであれば、しばらくの間は、それをかけてもかまいません。手元が見える眼内レンズで手術された方のために、遠方が見える度数の入ったプラスチックゴーグルもあります。

読書用のメガネも、度数が落ち着くまでは、必要であれば、出来合いのものを買って使ってください。

1ヵ月経って、目の状態が落ち着いたら、検眼のうえ、自分の目にぴったり合った正しいメガネをつくりましょう。

なお、術後3ヵ月を過ぎれば、コンタクトレンズをつけることも可能です。単焦点の眼内レンズを入れた方は、遠近両用のコンタクトレンズをつけて矯正することもできます。

また、お話ししましたように、術後3ヵ月を過ぎればレーシックによる乱視の矯正も可能です。

ひみつ
56

白内障手術の後はメガネの度数が変わる。

手術後に起こるかもしれないこと

白内障手術による合併症は、ほとんど起こりません。ですが、手術後のケアを怠ってしまったときや、白内障が進行し過ぎて、手術が難しかったときなど、ごく稀に合併症が起こることもあります。

手術はこちらで完璧に行いますが、手術後のケアは、患者さんご自身にかかっています。手術直後から1週間がいちばん大切な時期なので、十分に心がけてケアしましょう。

創が開いてしまったら

術後1週間以内に強く目をつぶったり、こすったり、重い荷物を無理して持って踏んばったりすると、創が一時的に開いてしまうことがあります。

創が開いて、目のなかの水が外に漏れたときは、温かい涙が出るように感じます。目をこすったりして温かい涙が出たときには、創が開いた可能性があり、危険です。すぐに抗菌剤の点眼をさし、病院で診察を受けてください。

なお、男性の方で、お小水が出やすくなるような前立腺肥大の治療薬を飲んでいると、瞳が広がりにくかったり、虹彩《こうさい》（水晶体と瞳孔《どうこう》の間にある、光の量を調節する絞《しぼ》り）がやわらかくなる傾向があります。手術後、ぎゅっと目に力をいれたりすると、創口から虹彩が飛び出てくることがありますので、とくにこのお薬を飲まれている方は、目に力をいれないように注意しましょう。

ひみつ 57

温かい涙は一大事！すぐに病院へ。

乱視矯正用レンズは、振動を与えずに

乱視矯正用のトーリックレンズは、レンズの方向を正確に入れることが、とても大切です。白内障の手術では、レンズをつつんでいるカプセルに丸く穴をあけ、そのなかに眼内レンズを移植します。レンズの厚さはたった0・5ミリほどで、創がかたまり、水晶体をつつんでいた袋がレンズを固定するまでは、振動を与えないように注意してください。

手術直後に振動を与えると、眼内レンズが目のなかで時計方向に回ってしまうことがあり、せっかく乱視の軸をぴったり合わせて移植しても、角度が変わってしまいます。乱視矯正用のトーリックレンズの場合、手術当日と翌日は、とくに振動を与えないよう慎重に過ごしましょう。

高《こう》眼《がん》圧《あつ》症《しょう》

緑内障があり、眼圧の高い人の場合は、白内障手術の後に、さらに眼圧が上がることがあります。

また、手術では、角膜を透明にしてくれている「角膜内皮細胞《かくまくないひさいぼう》」を保護するために、糊《のり》のような粘弾性物質《ねんだんせいぶっしつ》というお薬を使うとお話ししました（100ページ）。角膜内皮細胞が非常に弱っている人や、近視が強い人の場合、このお薬を通常よりもたくさん使うのですが、その場合も眼圧が高くなることがあります。

眼圧が高いときは、点滴ですぐに下げることができます。必要に応じて点眼薬、あるいは内服薬を処方します。数日で改善しますので、どうぞご安心ください。

黄《おう》斑《はん》浮《ふ》腫《しゅ》

糖尿病のある方、ぶどう膜炎を患っていたことのある方は、白内障手術により、網膜のなかで一番視力の出る黄斑部《おうはんぶ》（189ページ）に炎症が起こり、網膜が腫れて視力が出にくくなることがあります。これを「黄斑浮腫」といいます。

このような炎症を予防するために、術前から目の炎症を取る抗炎症薬の点眼をさしていただきます。

なお、緑内障の点眼薬には、術後、黄斑浮腫を起こしやすくなるものがあります。その場合は、副作用のないものに変更させていただきます。

一度手術をすれば、一生大丈夫？

後《こう》発《はつ》白内障

「一度手術してしまえば、一生大丈夫ですか？」という質問をよく受けます。大丈夫と言いたいところですが、手術後、数年経ってから、眼内レンズをつつんでいる嚢《のう》（もともと水晶体をつつんでいた膜）の後ろの部分、「後嚢《こうのう》」に濁りが生じ、視力が低下することがあります。これを「後発白内障《こうはつ》」といいます。

後発白内障は、嚢の内側にある水晶体上皮《じょうひ》細胞が増殖することで起こります。眼内レンズと嚢との間で細胞が増殖し、濁りが生じて見えにくくなるのです。これは細胞の分裂能力が高いということなので、若い証拠でもあります。

ところで、後発白内障は眼内レンズの種類によって、起こる頻度がだいぶ異なります。やわらかく、折りたためるタイプの眼内レンズには、シリコン製とアクリル製のものがありますが、このふたつをくらべると、アクリル性レンズは後発白内障を起こすことが非常に少なく、世界的に広く使われています。

後発白内障の起こる頻度はレンズの素材とデザイン、手術方法などによって異なりますが、私たちのクリニックでは5～6パーセントぐらいの頻度です。

ひみつ
58

手術したのに、また白内障……？ でも、大丈夫。

後発白内障が起きると、一時的に視力は落ちますが、これは5分もかからない、外来でのレーザー治療で簡単に治せます。レーザーで濁った後嚢の中央部に小さな穴を開ければ、手術直後と同じように、よく見えるようになります。水晶体上皮細胞は、後嚢がない場所には増殖できないので、一度後嚢に穴を開けておけば、二度と再発することはありません。

まったく痛みのない治療ですし、切ったり縫ったりするような手術ではないので、洗髪、洗顔などは通常通り行えます。白内障手術後のような制限事項もありません。

後発白内障は、万が一起こってもまったく心配のない、100パーセント完全に治療できる合併症です。

白内障以外の病気

白内障を手術して、きれいなレンズを入れ、目のなかに光を入れることと自体は100パーセント可能です。

ただ、年齢を重ねると、白内障だけでなく、他の病気も併発してくる可能性は低くありません。

他の病気と白内障は別物ですので、白内障の手術だけで視力を回復することはできません。他に視力障害の原因となる病気があるときは、そちらのケアも引きつづき行いましょう。ここでは、高齢の方に多く見られる病気と、白内障との関係をご説明します。

加齢《かれい》黄斑《おうはん》変性症《へんせいしょう》

加齢黄斑変性症は、網膜のなかでいちばん視力がよく出る眼底の黄斑《おうはん》部《ぶ》というところが、老化現象で傷《いた》んでしまう病気です。

ひみつ 59

他の病気は白内障手術では治らない。

アメリカの失明原因のナンバーワンが、この加齢黄斑変性症です。

初期には物がゆがんで見えたり、物の大きさが小さく見えるなどの症状があります。進行すると中心部に出血が起こり、視力は0・1以下にまで低下します。

視野全体が見えなくなるわけではないのですが、視界のちょうど真ん中のところに出血が起こるので、見ようと思ったところが隠されてしま

【黄斑部《おうはんぶ》】

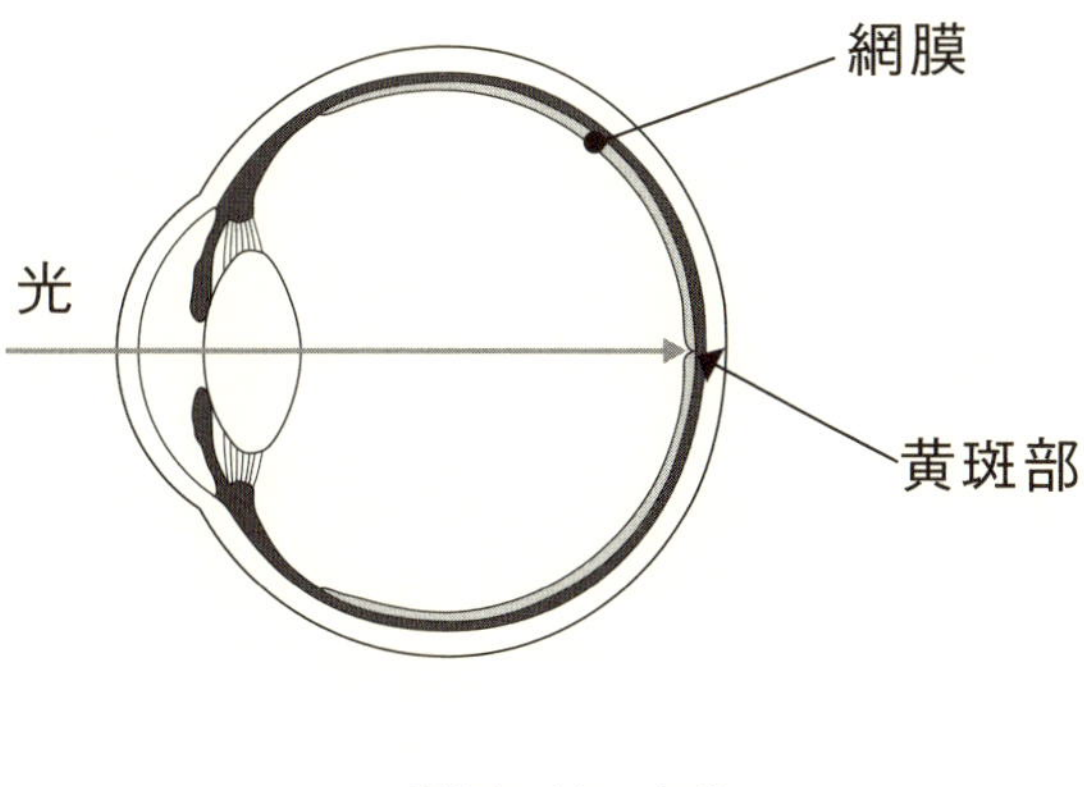

一番視力が出る部分

います。

早期発見のためのチェック方法としては、碁盤《ごばん》の目のような格子状のものを、片目ずつで見てみてください。直線が曲《まが》って見えたら、この病気である可能性があります。

白内障手術の前は、視力が落ちていて気がつかなかったけれど、手術後に視力が出るようになって初めて気がつき、「急にものがゆがんで見えるようになった」と言う方がいますが、これは加齢黄斑変性症のせいなのです。

かつての治療法は、光力学療法といった特殊なレーザーを用いた治療などしかなく、視力を元通りに回復させることは不可能でした。ですが、２００６年、新しい薬が開発され、２００９年から日本でも使用が可能となりました。

加齢黄斑変性症は、黄斑部に、新生血管と呼ばれる漏れたり切れたりしやすい血管が生え、そこから血液の成分が漏れて、網膜が腫れて起こる病気です。この新生血管を抑制する、新しい薬（抗ＶＥＧＦ抗体）ができたのです。

そのお薬を直接、眼内に注射することによって、数週間で黄斑浮腫が消え、視力も向上します（この薬は非常に高価で、1回分、0・05ccが約16万円弱。この治療は保険適用です。ただ、数ヵ月すると薬の効果が切れ、定期的に注射を打ちつづける必要のあるケースもあります）。なお、紫外線、喫煙、高血圧、動脈硬化は、この病気を悪化させる要因と考えられています。

糖尿病網膜症《もうまくしょう》

糖尿病の方は、眼底《がんてい》の網膜《もうまく》に出血を起こすような網膜症《もうまくしょう》を起こしてい

ひみつ 60

加齢黄斑変性症《かれいおうはんへんせいしょう》はアメリカの失明原因ナンバーワン。

ることがあります。50ページでご説明したように、網膜症が悪くなっている時期に白内障手術を行うと、眼底を傷めて視力を元に戻せないことがあるので、まず網膜症の治療を先に行い、眼底の状態が落ち着いてから、白内障手術を行います。

白内障の手術をすると視力がパッと上がりますので、そのことで喜んでしまい、網膜症の治療をおろそかにしてしまう方もいるのですが、決して網膜症も治ったわけではありません。

網膜症を放置すると、硝子体《しょうしたい》出血や網膜剥離《もうまくはくり》で失明してしまう危険性もあるので、必ず治療をつづけるようにしてください。

なお、糖尿病網膜症のなかで、黄斑部が腫れあがる黄斑症については、抗ＶＥＧＦ抗体という薬（１９０ページ）を注射することで治すことができるようになってきました。

ひみつ
61

見えるようになっても安心できない、糖尿病網膜症。

緑内障《りょくないしょう》

日本の失明原因の第1位は緑内障です。年々増えていて、60歳以上の13人にひとり、70歳以上では8人にひとりが緑内障だといわれています。

緑内障では中心部の視野や、視力が保たれることが多く、自覚症状が現れたころには、かなり末期の状態です。自覚症状がなくても、40歳以上になれば、ぜひ定期的に眼科で検査を受けるようにしましょう。

緑内障は、目の眼圧が適正値以上に高いため、視神経が障害され、視野が欠けてくる病気です。適正値は人それぞれ異なるため、眼圧は正常範囲内でも視野が欠損してくる「正常眼圧緑内障《せいじょうがんあつりょくないしょう》」があります。

目のなかは、「房水《ぼうすい》」という、目の栄養液である特殊な水が循環しています。房水をつくっているのが毛様体《もうようたい》、房水を目の外へ排出するのが前房隅角《ぜんぼうぐうかく》というところです。房水がつくられる量と、排出される量とのバランスで、眼圧が決まるのです。

緑内障は、隅角の形態によってタイプ分けできます。

【近視の人に多い緑内障】

近視の方に多いのが、「開放隅角緑内障《かいほうぐうかくりょくないしょう》」です。角膜と虹彩《こうさい》がまじわる隅角部は広く開いていて、一見正常に見えますが、房水のはけ口の奥のほうが詰まっていて、眼圧が上がりやすくなっています。慢性的に高い眼圧がつづき、本人が気づかないうちにジワリジワリと進行し、視野が狭くなっていきます。

このタイプの緑内障が進行してしまうと、白内障手術をする際、手術中にかかる圧により、視神経を痛めてしまうことがあります。

あまりに進行しているときは、白内障手術のリスクが高くなるので、どの病院に行っても手術を断られてしまうことになりかねません。視野欠損のある方は、早めに白内障手術を受けてください。

近年、白内障手術装置の進歩により、20㎜Hgという非常に低い圧で、水晶体の乳化吸引が行えるようになりました。これによって、視野障害が進行した緑内障の患者さんも、より安全に手術を受けられるようになっています。

【遠視の人に多い緑内障】

もうひとつのタイプは「閉塞隅角《へいそくぐうかく》緑内障《りょくないしょう》」です。遠視の目の方に多く、男性より女性に多い緑内障です。このタイプの方は、生まれつき眼球が小さく、房水を排出する排水口が狭い構造をしています。

閉塞隅角緑内障では、暗いところ

【緑内障の2つのタイプ】

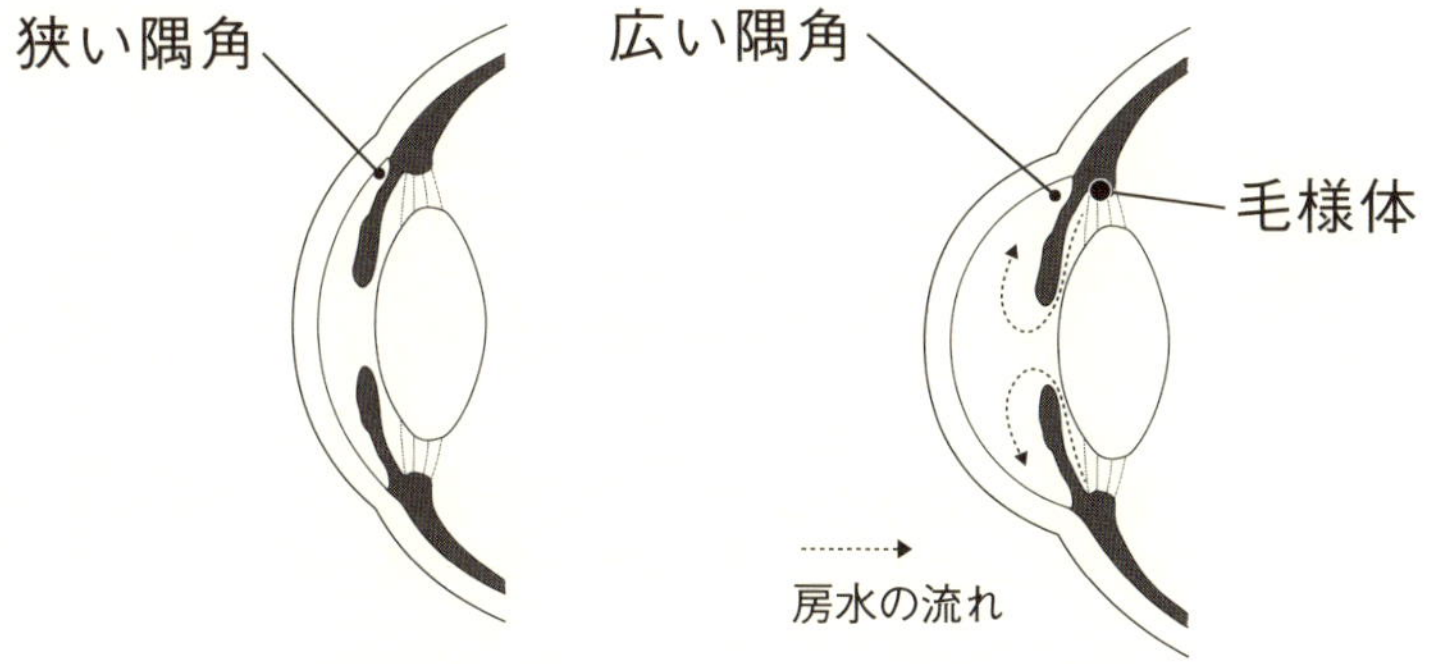

閉塞隅角緑内障
遠視の人に多い

開放隅角緑内障
近視の人に多い

で瞳が広がった場合、虹彩の付け根が房水の排水口を塞《ふさ》いでしまい、急激に眼圧が上がり、急性緑内障の発作を起こします。発作が起こると、目の痛みのみならず、激しい頭痛、おう吐などの症状が出て、一晩で失明してしまうこともあるのです。

白内障が進行してくると、水晶体は大きくなります。そうすると、隅角はさらに狭くなり、急性緑内障の発作を起こすリスクが高くなります。

以前は、急性緑内障発作を予防するため、レーザー光線を使って、虹《こう》彩《さい》に小さな穴を開け、この穴から房水が流れるようにして、発作を予防していました。しかし、この処置は角膜を透明にしてくれる「角膜内皮細胞」を傷めてしまうことが明らかになりました。角膜内皮細胞の数が極端に少なくなってしまうと、白内障の手術をできないこともあります（くわしくは117ページをご覧ください）。

遠視で、緑内障の発作予防のレーザー治療を受けたことのある人は、できるだけ早いうちに診察を受けて、白内障があれば一刻も早く手術を受けるようにしてください。

なお、白内障手術は、急性緑内障発作の予防にも効果的です。水晶体の厚さは4~5ミリありますが、眼内レンズは0・5ミリの厚さしかないので、水晶体を取り除き、眼内レンズを入れることで、隅角を広げ、水を流れやすくすることができるのです。

どちらのタイプの緑内障でも、緑内障は白内障とは別物なので、白内障手術が終わって見えるようになったからといって安心せず、継続的に治療を行いましょう。

ひみつ 62

白内障手術で緑内障の発作を予防できる。

飛蚊症《ひぶんしょう》

水晶体の後ろには、硝子体《しょうしたい》という透明な組織があります。99パーセントが水でできていて、若い人の硝子体は弾力のあるゼリー状です。この硝子体も加齢によって変化が起こります。水晶体だけではなく、硝子体にも濁りが生じるのです。

白内障の手術の前には、視力が悪くて気がつきませんが、手術後、きれいな光が入るようになると、自分の目のなかの濁りも、よく見えるようになります。硝子体の濁りによって、視界にものが見えるのが「飛蚊症」です。

硝子体の濁りの状態によって、飛蚊症の見え方は異なりますが、虫のようなものや糸くずのようなもの、あるいは透明のアメーバ状のものが見えます。目を動かすと、それが一緒について動くのが特徴です。暗いところでは気になりませんが、背景が単調な白い壁を見ているときには気になるかもしれません。

一般的には老化現象のひとつなので、99パーセント心配のないものですが、なかには網膜に穴があいていて、網膜剝離《もうまくはくり》の初期の症状であったり、眼底出血によって起きていることもあります。急に飛蚊症が出てきたときには、眼科で眼底の検査を受けたほうがよいでしょう。

ひみつ 63

40歳を過ぎたら1年に1度は眼科検診を。

目の成人病をチェックしましょう

白内障のある方は、「目の成人病」を合併してくる世代ですので、他の病気をかかえていても不思議ではありません。

白内障手術によって見えるようになったからといって安心せず、他の病気が出ていないかどうか、1年に1度でもいいので、眼科で受診してみましょう。

せっかく白内障手術によって見えるようになった目です。目の成人病を早期発見・早期治療し、できるだけ良い状態で、これからの人生を過ごしていただければと思います。

白内障手術体験レポート

おおげさじゃなく、人生が変わります。

女優
中村玉緒さん

1939年生まれ。女優、タレント。テレビやドラマ、舞台などで幅広く活躍。2004年に両目を手術。遠くにピントを合わせる単焦点レンズを移植。

60歳を過ぎたころから、目が見えにくくなってきました。とくに左目が見えなくて、ある日、左目だけでテレビを見てみたら、白くモヤがかかったような感じがしたんです。

母が白内障だったこともあり、何となく自分も白内障なのかと思っていましたが、ずっと昔、歌舞伎の人たちが「白内障って見えなくなるまで手術してはいけないらしいよ」と言っていたのを覚えていたこともあって、すぐには病院へ行かなかったのですね。

その後、舞台をやることになったのですが、老眼もあり、台本が読みにくくて覚えるのが大変でした。それに、もしも私がケガをしたら、まわりの人まで困らせてしまうでしょう。

どうしようかと思っていたとき、たまたま親しくしている俳優の鶴見辰吾《つるみしんご》さんと食事をして、鶴見さんのお母さんが白内障の手術をしたと聞いたんです。それで紹介してもらったのが赤星先生でした。

病院に行ったら白内障だと診断されて、左目はすぐに手術したほうがいいということでしたが、右目は軽かったんですね。

左目だけの手術でもいいけれど、両目のバランスも大切だということで、両目を手術することにしました。

手術はものすごく怖くて、前日は眠れませんでした。手術室では、看護師さんの腕をぎゅっと強く握ったことを覚えています。

受けてみるとあっという間で、痛くもかゆくもなかった。先生は、私が怖がらないようにと楽しくお喋りしながら手術してくださいました。手術中は光がキラキラして、万華鏡《まんげきょう》みたいにきれいに見えるものなんですね。

手術後は、1週間休めばいいと自分で勝手に思い込んでいて、8日目以降は仕事を入れていました。でも、目のまわりのお化粧は2週間はいけなかったんです。

お仕事はドラマではなかったので、色のついたメガネをかけて出演しましたけれど、メガネをかけていても女優ですから、お化粧しなければいけない。仕事が終わった後、夜、病院に行って、先生に丁寧にお化粧を落としてもらいました（笑）。

両目を手術した後は、嘘みたいに見え方が変わりました。こんなに世の中が明るいのかと驚きましたよ。なんであんなに怖がったんだろう、なんで世の中暗いままで過ごしていたんだろうと、今になったら思います。

それまで、よく、明石家さんまさんに「お母さん、顔がまっ白過ぎますわ」と言われて、冗談だと思っていたのですが、ふっと鏡を見たら、顔は真っ白で、唇は真っ赤でびっくりしたんです。とても恥ずかしかったのですが、そういう人は世の中にけっこういるんじゃないかと思います。

今は、台本を覚えるときは老眼鏡を、はじめのお稽古《けいこ》は遠近両用のメガネをかけていますが、一度覚えた後は、ほとんどメガネを使いません。老眼も治ったような気がします。

おおげさじゃなく、人生が変わります。ちょっとおかしいなと思ったら、白内障かどうかわからなくても、騙されたと思って、すぐ病院に行かれるといいですね。

おわりに

私が生まれたのは、神奈川県横須賀市にある日本伝道会の衣笠《きぬがさ》病院でした。病弱だった私は、しょっちゅう病院通いをしていて、小学生のころは、よく結膜炎に罹《かか》り、登校前に通院して治療を受けるのが日課でした。朝早くから列をなす大勢の患者さんたちを、手際よく治療していたのが古谷《ふるたに》知恵子《ちえこ》先生でした。

ある日のこと、前日に手術を受けられたのでしょう。顔面を包帯で覆われた、年老いた患者さんの診察の場面に遭遇しました。古谷先生がガーゼを取ると、患者さんは大きな声で叫びました。「明るい！　見えるようになりました！」。患者さんを見つめる先生の優しい眼差し。子供心にこの場面が刻み込まれ、自分も大人になったら、目の不自由な人たちを治す医者になろうと決心しました。

家が貧しかった私にとって、大学進学、ましてや医学部進学など、到底叶わぬ夢でしたが、私の志を思い遣り、両親は夜遅くまで身を粉《こ》にして働き、私の学費を捻出《ねんしゅつ》してくれました。奨学金のもらえる自治医科大学に入学後は多くの恩師に恵まれ、卒業後は東大医局で学ぶ機会を与えられました。武蔵野赤十字病院では、日本の超音波手術のパイオニア・清水君也先生に学び、26年前に眼科部長として三井記念病院に赴任しました。２０１７年に三井記念病院を離れ、現在は複数のクリニックで、日々手術を行っています。

17年前のある日のこと、かつて、私の目を治療してくださった古谷先生が患者さんとして病院を受診されました。遙々《はるばる》横須賀から、自らの白内障手術のために、お越しくださったのです。手術を終えた先生の笑顔は、今でも忘れません。衣笠病院を定年退職された古谷先生は、その後もご自分のクリニックで、多くの患者さんの診療を続けられました。

白内障手術を安全、かつ短時間で行うことを可能にしたフェイコ・プレチョップの技法は世界中の眼科医の注目を集め、これまで66ヵ国の学会から講演や公開手術の依頼を受けました。白内障は、国により、また人種によって違いますが、手術を終えて視力を取り戻した患者さんの笑顔には、国による違いはありませんでした。

世界規模でみれば、白内障は今日の失明原因の第1位です。手術を受けられないがために毎年何百万人もの人たちが失明しています。私と同じ手術が行える眼科医を育成し、白内障による失明をこの世からなくすため、体力が続く限り、海外での医療支援と手術教育を続けてゆくつもりです。

日本では高齢者人口の急激な増加に伴い、白内障の手術件数もこの先、増えつづけることが予想されます。一方、生産人口の減少から健康保険の財源は縮小し、1件の手術にかけられるコストは減少します。質の高い手術をひとりでも多くの患者さんに提供するには、無駄のない、安全で効率のよい治療が必要です。日本でも白内障の日帰り手術はすっかり定着し、専門性の高いクリニックが非常に質の高い手術治療を提供しています。

白内障手術は、保険診療で行われている手術のうち、最も件数の多い手術で、日本中、どこの病院でも行われていますが、手術法、使われている眼内レンズはまったく異なります。

一生に一度、その後の人生の視力を決める大切な手術です。十分勉強した上で、手術に臨んでいただきたいと思います。

私の手術のポリシーは、「最高の技術と最適な手術器具で、心を込めた治療を患者さんに提供する」ことです。ご不安があれば、いつでも私を訪ねてください。

二〇一八年三月　カタール、ドーハにて

赤星隆幸

手術を行っている医療施設

■赤星隆幸が手術するクリニック

最新の手術設備を揃え、眼科専門のスタッフが最高の治療を提供しています。

日本橋白内障クリニック【先進医療認定施設】

http://www.nihonbashi-hakunaisho.com/

院長　宮崎婦美子

東京都中央区日本橋室町 2-4-1 浮世小路千疋屋ビル

（YUITO ANNEX）3 階　電話 0120-916-207

秋葉原アイクリニック【先進医療認定施設】

http://www.akihabara-eye.com/

院長　原田拓二

東京都台東区台東 1-3-5 反町商事ビル 4 階　電話 03-5846-3500

杉浦眼科　http://www.sugiura-ganka.co.jp/

院長　杉浦康広

埼玉県春日部市中央 1-50-6　電話 048-738-2333

■赤星隆幸がお薦めする病院

本書でご紹介している手術方法・器具で治療している医療施設です。

正岡眼科　http://www.masaoka-ganka.gr.jp/

院長　正岡佳樹

愛媛県今治市常磐町 5-3-9　電話 0898-25-8000

遠谷眼科　http://www.entani.com/

院長　遠谷 茂

兵庫県尼崎市塚口町 1-10-31　電話 06-6428-1515

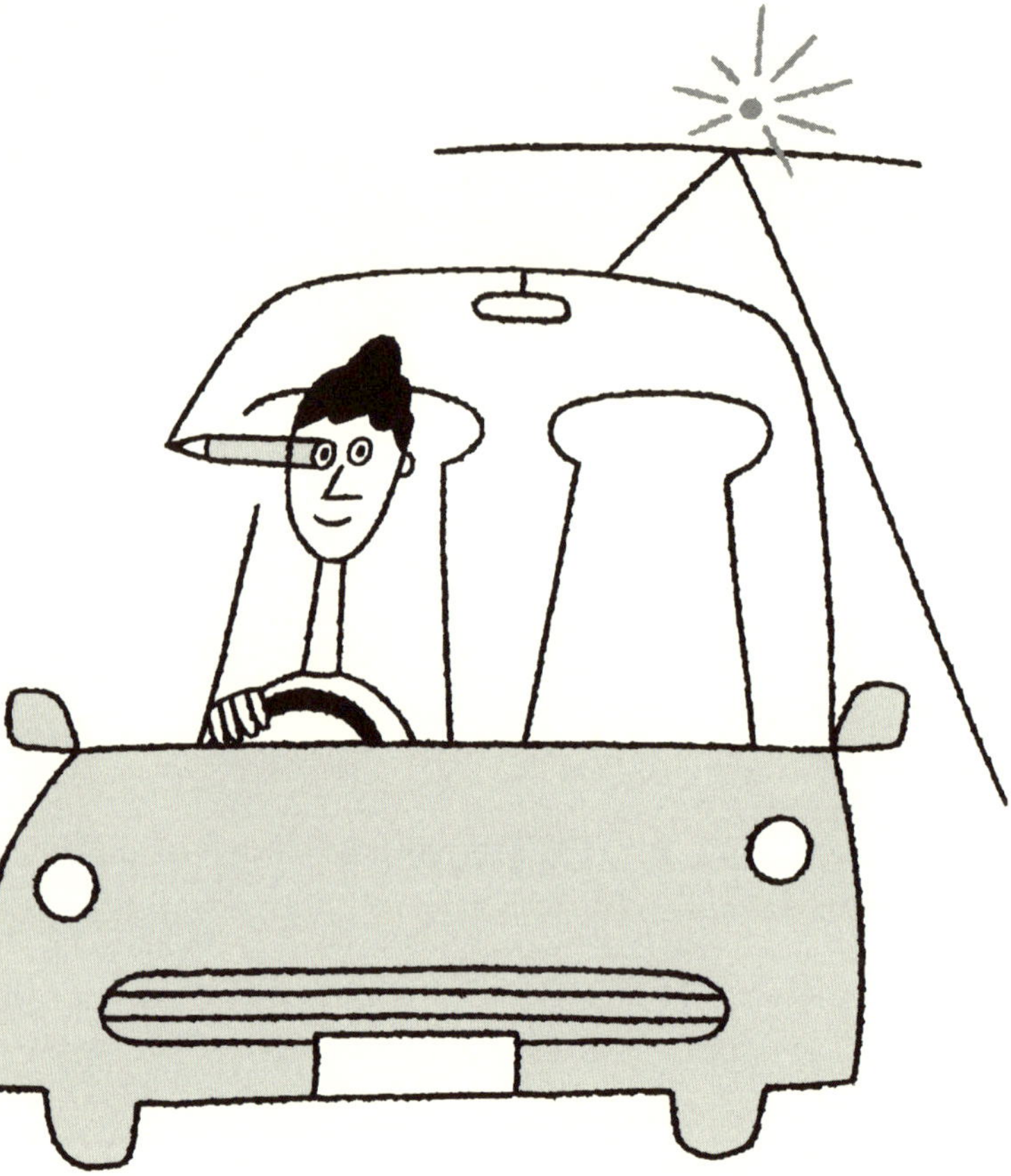

本書は『白内障のひみつ』(2011年、小社刊)
をもとに大幅に改訂・加筆し、制作しました。

赤星隆幸 あかほし・たかゆき
1957年、神奈川県生まれ。自治医科大学卒業後、東京大学医学部附属病院、東京女子医科大学糖尿病センターなどを経て91年から2017年まで三井記念病院で勤務。1992年、白内障手術の画期的な手術法「フェイコ・プレチョップ法」を発表。現在、世界66ヵ国で年間約1万件の白内障手術を行う。2017年、ケルマン賞（白内障の治療で国際的に貢献した眼科医を顕彰）受賞。著書に『白内障適齢期』（小学館）などがある。趣味はカメラ。

【最新版】白内障のひみつ

2018年4月15日　初版第1刷発行

著者　赤星隆幸
絵　平田利之
ブックデザイン　島田隆
DTP制作　越海辰夫
本文図版イラスト　さくら工芸社
編集担当　鈴木久仁子
発行者　原　雅久
発行所　株式会社朝日出版社
〒101-0065 東京都千代田区西神田3-3-5
TEL. 03-3263-3321 / FAX. 03-5226-9599
http://www.asahipress.com

印刷・製本　図書印刷株式会社

ISBN978-4-255-01050-2 C0047

朝日出版社の本

最新版がんのひみつ

がんも、そんなに、わるくない

中川恵一　東大病院放射線科准教授

定価：本体 880 円＋税

2 人に 1 人が、がんになる時代。
放射線治療と緩和ケアの専門医が語る「これだけは知ってほしいこと」。

がんの半分が治癒するいま、
がんを抱え、がんとともに生きる患者さんが増えています。
がんを知ることは、自分と大切な人を守ること。
これからがん社会を生きるための知識を、
コンパクトに分かりやすくまとめました。

正しく知ろう
子どものアトピー性皮膚炎

赤澤 晃　東京都立小児総合医療センター アレルギー科医長

定価：本体 1,200 円＋税

「お母さん、ひとりで悩まないで！」

お子さんがアトピー性皮膚炎と診断されても、心配することはありません。
だれでもできる正しい治療法で、かゆみも湿疹もなく、
すぐに眠れるようになります。
病気についての基本的な知識や、体の洗い方、薬のぬり方、
家の中のアレルゲン対策のポイントなど、
子どものアレルギー専門医がイラスト入りでやさしく教えます。